JN105946

さするだけ！

「神経リリース」で手足のしびれは改善できる

大山裕也
Oyama Yuya

PHP

はじめに

この仕事を始めて14年になりますが、今の医療業界のあり方には少し疑問を持っています。体のしびれを訴えると、すぐに痛み止めの注射を打つか、薬を処方されること、痛みのある部分だけを治療するといったことが当たり前になっているからです。

毎日、体のしびれに悩む患者さんと接して感じるのは、患者さんの「根本的に治したい」という思いです。その気持ちに応えるには、しびれとはなんなのかを深く学ぶしかないと勉強を重ねてきました。

そして、しびれの本質を知ってわかったことは、不調の改善には体全体を幅広くカバーした治療が必要ということでした。

その治療法のひとつが「神経リリース」です。

神経リリースは難しいテクニックは不要で、「さする」というやさしい刺激であるのに、高い効果と即効性が望める方法です。専門知識がない方はもちろん、力の弱い女性やお年寄りにこそ、ぜひトライしていただき効果を体感していただきたいのです。

私は治療院での施術のほか、YouTubeやInstagramなどのＳＮＳを使って、積極的に健康情報を発信しています。さらに、今回は本書を出版する機会に恵まれました。こうしてさまざまな形で、体のしびれに悩む方々のお役に立つ情報を発信し続けることもまた、自分の使命だと考えています。

本書をきっかけに神経リリースを知っていただいた皆様には、体感された効果を、まだご存じでない方に伝えていただけるとうれしいです。神経リリースがどんどん広がっていき、一人でも多くのしびれに悩む方々に届くことを願っています。

整体院悠《ゆう》　院長　大山裕也

さするだけ！「神経リリース」で手足のしびれは改善できる　目次

第2章

実践！自分でできる「神経リリース」

第③章

「神経リリース」を効果的に！体をいたわる「めぐり体操」

第4章

手足のしびれを予防する毎日の習慣12

〔参考文献〕

『イラストでわかる骨・筋肉・神経のしくみ事典』田中利和（ナツメ社）、『運動・からだ図解　痛み・鎮痛のしくみ』橋口さおり監修（マイナビ出版）、『手指の痛み・しびれが消える！　10秒神経マッサージ』富永喜代（永岡書店）、『足の痛み・しびれ・はれ・変形　自力でよくなる！　名医が教える最新1分体操大全』（文響社）、『手指の痛み・しびれ・はれ・変形　自力でよくなる1分体操大全』（文響社）

※本書で紹介する「神経リリース」やその他の手技等は、手足のしびれとその因子を必ずしも根治するものではありません。効果には個人差があります。体に異常を感じたときは、すみやかに中止してください。具体的な症状や治療については、かかりつけの医師にご相談ください。

装幀　朝田春未
イラスト　さかたともみ
撮影　澤島 健（株式会社七彩工房）
ヘアメイク　山内喜美子（ＭＩＸ）
スタイリング　岡本佳織（株式会社七彩工房）
モデル　西野有紗（ＳＯＳ ＭＯＤＥＬ ＡＧＥＮＣＹ）
編集協力　こいずみきなこ
校正　株式会社ぷれす
本文組版　朝日メディアインターナショナル株式会社

第1章

つらい手足のしびれはどうして起こるの？

手足のしびれ、もんでいませんか？

手足がピリピリ、ジンジンとしびれると気になってさすったり、もんだりしてしまいがち。それでもよくならず「自分でだめならプロの手で」とマッサージ店や指圧、鍼灸の治療院などに行く方が多いと聞きます。さらにその方たちに共通するのは、「施術直後はスッキリするけれど、しばらくするとしびれがぶり返す」ということです。

なぜ、効果が長続きしないのでしょうか。

人間の体には骨と骨をつないでいる関節があります。関節は関節自体が動く可動関節と、動かずに体重を受け止める役割の安定関節の2種類に分けられます。しびれといった不調は可動関節である足首の関節、股関節、肩甲骨の関節がなんらかの理由でかたくなったり、不自然な動きになったりすることで起こります。

少しやっかいなのは「しびれの原因となる部分＝しびれを感じる部分」とは限らないことです。例えば股関節がかたくなったことが原因で、足裏にしびれを感じることがよくあります。なぜ、離れた部分にしびれが出るのかは後々お話ししますが、ここで覚えておいていただきたいのは、**「原因となっている部分にアプローチしなければ、根本的に治すことはできない」**ということです。

もうひとつ覚えておいていただきたいのは、**「しびれのある場所を強くもんだり、押してはいけない」**ということです。強くもんだり押したりすると、関節や筋肉に炎症が起きたり、関節や筋肉のすぐそばを走行している神経を傷つけてしまい、しびれなどの症状が悪化することがあります。とても危険ですので、絶対にやめましょう。

なぜ、手足のしびれは起こるのか

私たちが感じるしびれや痛みは、体になんらかの障害が起きていることを知らせるサイン。そのサインを出すために働いているのが脳と神経です。

人間の体には熱さ、冷たさ、痛み、しびれなど、様々な感覚をとらえる膨大な数のセンサーが存在しています。例えば手が熱い鍋に触れると、皮膚表面のセンサーが熱いという感覚をキャッチします。この感覚は、近くにある神経を発端にして電気信号に変換されて、体中に膨大に張り巡らされた末梢《まっしょうしんけい》神経に届けられます。途中で末梢神経同士が連携したり、枝分かれしたりしながら、脊髄《せきずい》を走る中枢神経につながり、脳に到達します。すると脳が「熱い」という感覚を認識するという仕組みです。

しびれも、センサーと神経の連携プレーによって脳に届けられ、私たちは認識しています。

ではなぜ、しびれが起きるのでしょうか。**もっとも多いのは、末梢神経のどこかで障害が起きるケースです。**末梢神経を電線にたとえると、電線に外側から強い力がかかれば、接続が不安定になるように、末梢神経もなんらかの理由で強い力で圧迫されると電気信号を正常に送れなくなります。この異常事態を脳が「しびれ」と認識するというわけです。

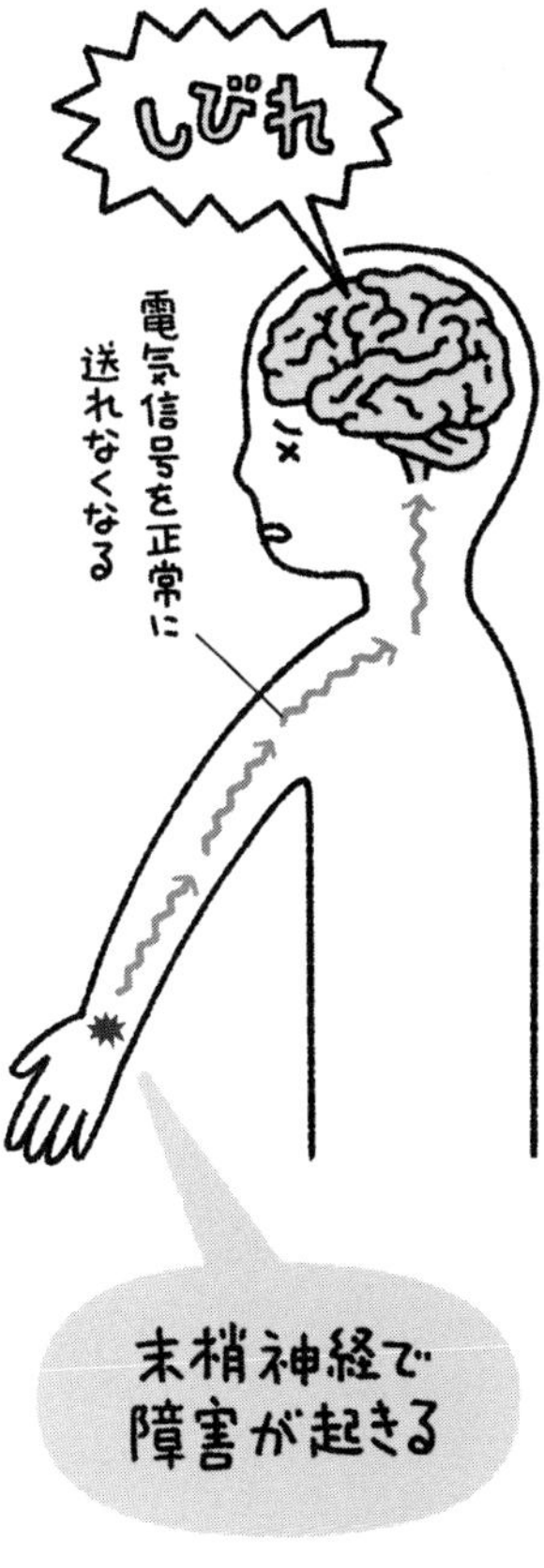

しびれ
電気信号を正常に送れなくなる
末梢神経で障害が起きる

長年の体のクセが原因

しびれの原因のひとつは、筋肉や筋膜が緊張した状態になり、そばにある神経や血管を圧迫することが挙げられます。そこで、振り返っていただきたいのが長年の体の動きに関するクセです。

猫背になっていないでしょうか。本来、自然なS字を描いている背骨が、猫背になると前傾姿勢のまま長時間過ごすことになります。これは体にとって不自然な状態です。この姿勢が長く続くと部分的に血流が悪くなり、しびれを引き起こすことにつながります。

イスに座るとき、足を組むのが習慣の方も長年の足組み生活で体がゆがむ可能性があります。長時間、イスに座っていると、座面に接しているおしりには体重がかかり痛くなりますね。足を組むと、片側のおしりが浮くため一時的にラクになります。この姿勢は骨盤にゆがみが生じやすく、腰周辺の神経や血管が圧迫される姿勢でもあります。加えて、足を組むと地面との接点が片足だけになります。すると上半身のバランスがとりにくくなるため、前傾姿勢（猫背）になりがちです。背中を背もたれに預けて腰が座面の前にやっとのっかっているような「ずっこけ座り」も腰に負担をかけます。

悪い姿勢を直すことは、しびれの改善に役立ちます。鏡やガラスに映った姿をこまめにチェックしたり、家族に声をかけてもらったりなどして気長に取り組みましょう。

このほか、年齢を重ねると血管が細くなるため、若いときのように十分に血液が流れなくなります。生活に、適度な運動やストレッチ（Ｐ60～79）を取り入れて血流がよくなるように心がけましょう。

解決策は痛み止めの注射や鎮痛剤の服用に頼るしかない？

しびれの程度は、一時的なものやなんとか我慢できるもの、慢性的で日常生活に支障をきたすものなど様々です。

当院では、患者さんから鎮痛剤の服用や痛み止めの注射について聞かれることがありますが、私は原則としておすすめしていません。

それというのも、しびれには、原因となる疾患が隠れていることがあるためです。忙しい方や病院嫌いの方は、鎮痛剤などでしびれをやわらげると、「また今度」と医療機関での診察を先延ばしにしがちです。断続的であれ、しびれが一定期間続くようなら医療機関で原因疾患がないか診てもらうなど、適切な治療を受ける必要があります。

当院で治療をしている患者さんには、「1～2回の施術では改善しないが、数カ月先には改善が見込める」という方に限って、「我慢できないほどつらい場合は鎮痛剤の服用もＯＫ」としています。

繰り返しになりますが、**薬剤でしびれは抑えられても、そのまま放置していると、元となる疾患は進行してしまうことがあります。**鎮痛剤や痛み止めの注射は長期間頼るものではないことを覚えておいてください。

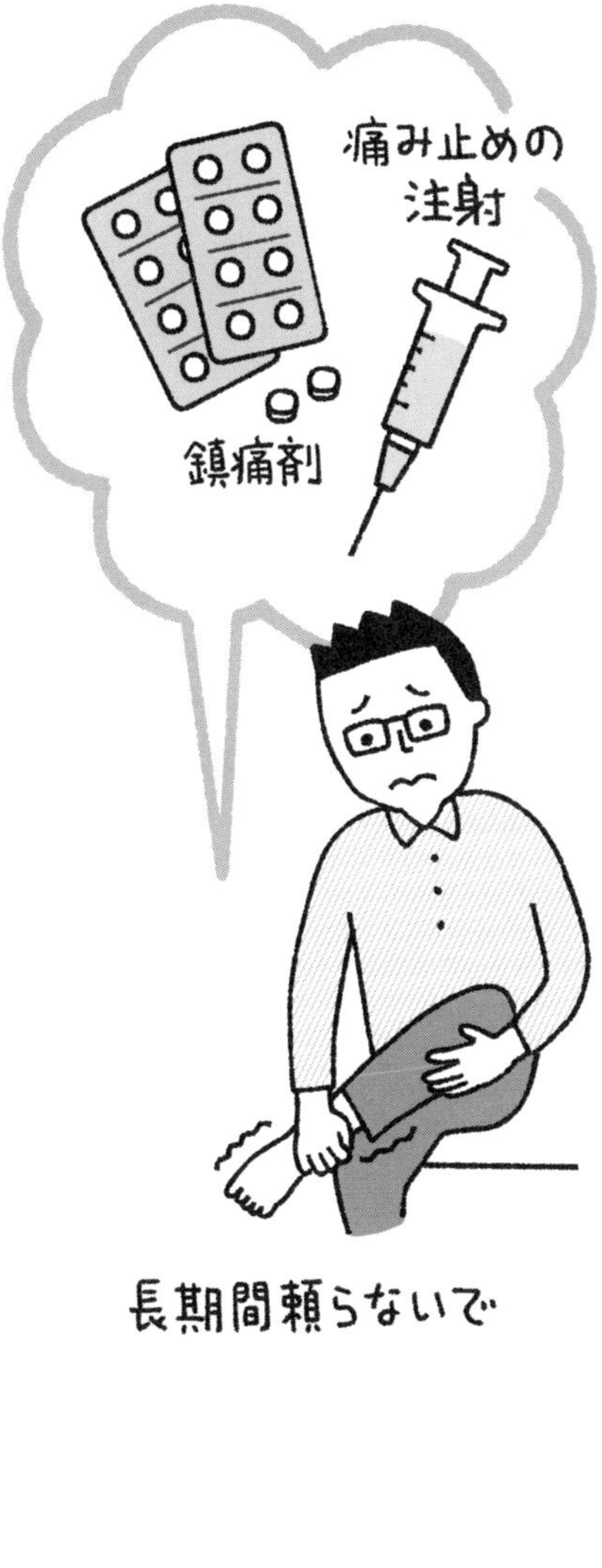

神経と筋肉の関係に注目しよう

しびれが起こる原因として重要なのが、神経と筋肉の関係です。

私たちが立つ、歩く、座る、手を動かすなど、体を動かして日常生活を送れるのは、骨格筋《こっかくきん》と呼ばれる筋肉のおかげです。骨格筋は骨格筋同士が接し合い、骨、皮膚に付着して存在していて、骨格筋が収縮や弛緩《しかん》をすることで様々な動きが可能になります。とはいえ、骨格筋が動くには、末梢神経のセンサーがキャッチした感覚を元に、脳や脊髄の指令が必要です。

食卓のパンを手に取る動きで考えてみましょう。

まず、脳や脊髄は、視覚などのセンサーからどのくらい手を伸ばせばパンに手が届くのかを定め、どの筋肉を収縮させ、どの筋肉を弛緩させればよいのかを決めて、運動神経に指令を出します。すると骨格筋につながっている運動神経が、その指令を電気信号として骨格筋に伝えることで、はじめてパンを手に取ることができるのです。

このように神経と筋肉は切っても切れない関係であり、脳や脊髄からの大事な指令を伝える神経は、筋肉のすぐ近くを走行しています。

本来、筋肉はしなやかで弾力性のある状態です。ところが、長時間同じ姿勢を続けたり、不自然な姿勢で体に負担がかかったりすると、筋肉はかたくなってしまいます。すると、かたくなった筋肉が近くを走行する末梢神経を圧迫してしびれが生じるというわけです。

圧迫されるのは末梢神経だけではありません。筋肉に栄養素を届ける毛細血管もかたくなった筋肉によって圧迫されます。すると血流が悪くなるため、十分な栄養素が筋肉に届かなくなり、さらに筋肉がかたくなるという悪循環が起こってきます。

神経リリースで圧迫された神経をゆるめる

ここまで、長時間の不自然な姿勢や同じ姿勢が体に負担をかけ、筋肉がかたくなること、かたくなった筋肉が近くを走行する末梢神経や血管を圧迫して、しびれを生じさせることをお話ししました。

では、どうすればしびれが改善するかといえば、「神経や血管の圧迫を取ること」が最善策となります。

この圧迫を取る方法が、神経リリースなのです。

筋肉に圧迫されることで、神経と筋肉は本来の状態よりも密着しています。そこで、皮膚表面をやさしく手でさすることで、神経と筋肉の密着をゆるめて、神経が正常に働けるように改善していきます。

なにより、**神経リリースの最大のポイントは、神経が走行する部分をやさ**

しく刺激することでその部分だけでなく、離れたところにあるしびれの原因箇所にも的確にアプローチできることです。

それに加えて、皮膚をさすると皮膚表面近くの毛細血管もやさしく刺激することができるため、血行が促進され、かたくなった筋肉に栄養素を送りやすくなるのもメリットです。

神経の走行図

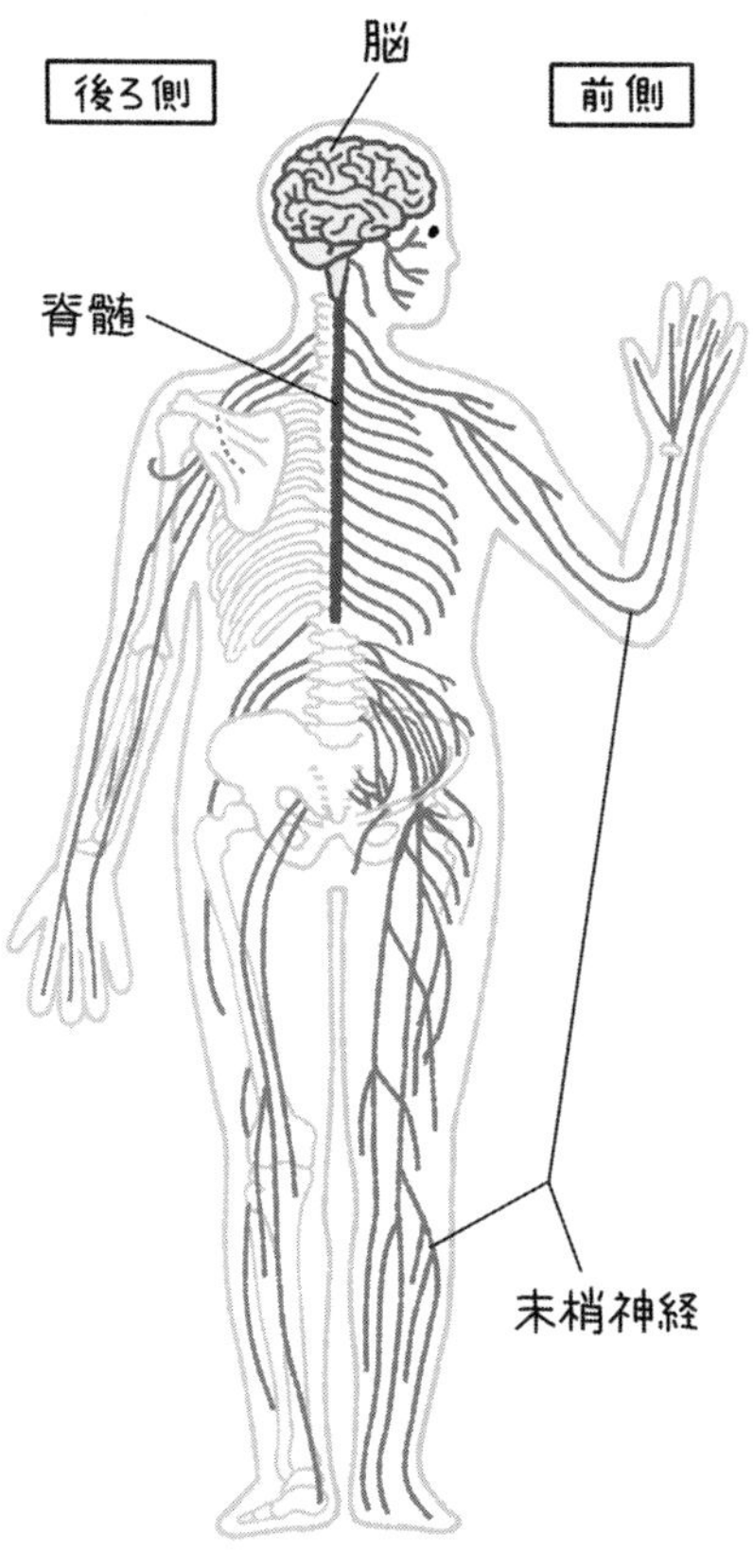

伝達の速い神経への働きかけがカギ

神経リリースは、しびれのある箇所を走行する神経にねらいを定めてやさしく刺激を与える施術方法ですが、大きな特徴のひとつに効果を感じる早さがあります。実際に神経リリースをしてみるとわかっていただけると思いますが、施術直後には患部が動かしやすくなったり、ぽかぽかと体が温まったりするのが実感できるはずです。

この早さの理由は、神経細胞同士の情報伝達に電気信号が使われるためです。脳からの指令は、電気的な興奮（活動電位）として神経に伝達され、運動神経の末端に到達すると、電気的な変化を筋肉の細胞膜に生じさせ、筋肉に刺激を伝えます。神経の伝達速度はおよそ毎秒１２０メートルといわれており、人間の体の大きさを考えれば、大変な速さであることがわかります。

神経リリース直後にラクになった感覚は、数時間で元に戻ります。ですが、**継続して神経リリースを行うことで、少しずつ神経、血管、筋肉の緊張をゆるめていき、最終的には神経や血管、筋肉の圧迫を取り除くのが神経リリースの目的です。**しびれの強さにもよりますが、当院では定期的に施術に通っていただきながら、自宅でも毎日ご自分で神経リリースやストレッチを行うことで、2カ月ほどでしびれを感じなくなるまで改善する患者さんが9割を占めています。

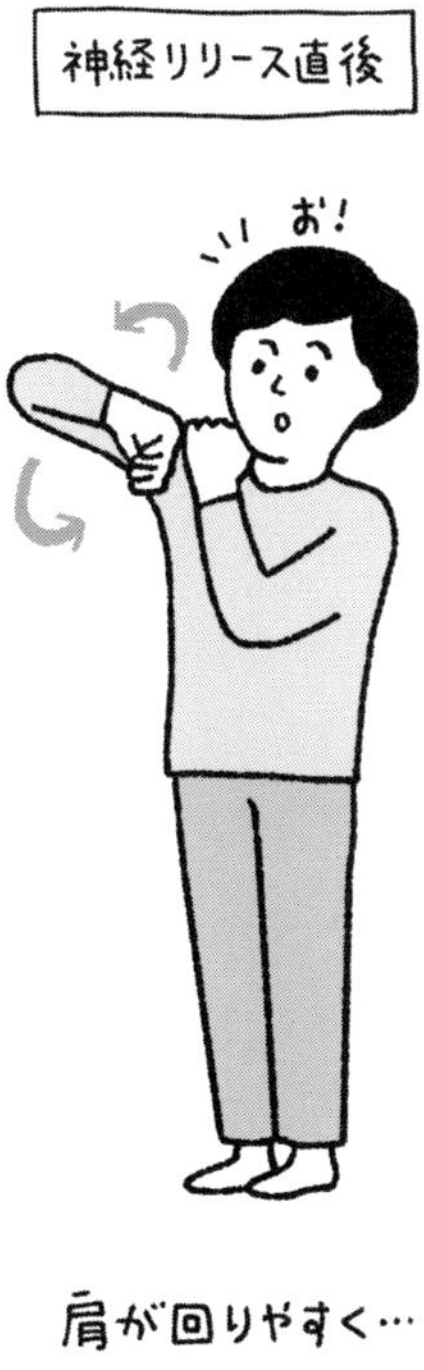

表層の神経をさする神経リリースは力が弱い人に最適

神経リリースで働きかけるのは、皮膚に近い表層を走る神経です。ツボやマッサージでは、刺激の目安を「イタ気持ちいい」と表現することが多いようです。その点、神経リリースは皮膚表面をやさしくさする刺激なので、痛くもありませんが、特別、気持ちいいというものでもありません。たとえるなら、両手をこすり合わせている感覚で、手のひらがぽかぽかと温まり、血行がよくなったのが体感できるイメージです。

先ほど、神経リリースのメリットに効果を感じる早さを挙げましたが、もうひとつのメリットとして自分自身でのやりやすさがあります。神経リリースで刺激するのは、上半身、下半身ともに指先が届く範囲です。

また、**神経リリースの刺激は皮膚をやさしくさするものですから、力が弱**

い人や高齢者でも無理なく行うことができます。

神経リリースの方法は第2章で解説しますが、どれも座ってできる簡単なものばかりです。

神経は非常に繊細ですから、力を入れてもんだり押したりすると傷ついて炎症を起こす原因となります。そして、やればやるほど効果が出るというものではありません。第2章では適切な回数や時間についても解説していますので、それを目安に行うようにしてください。

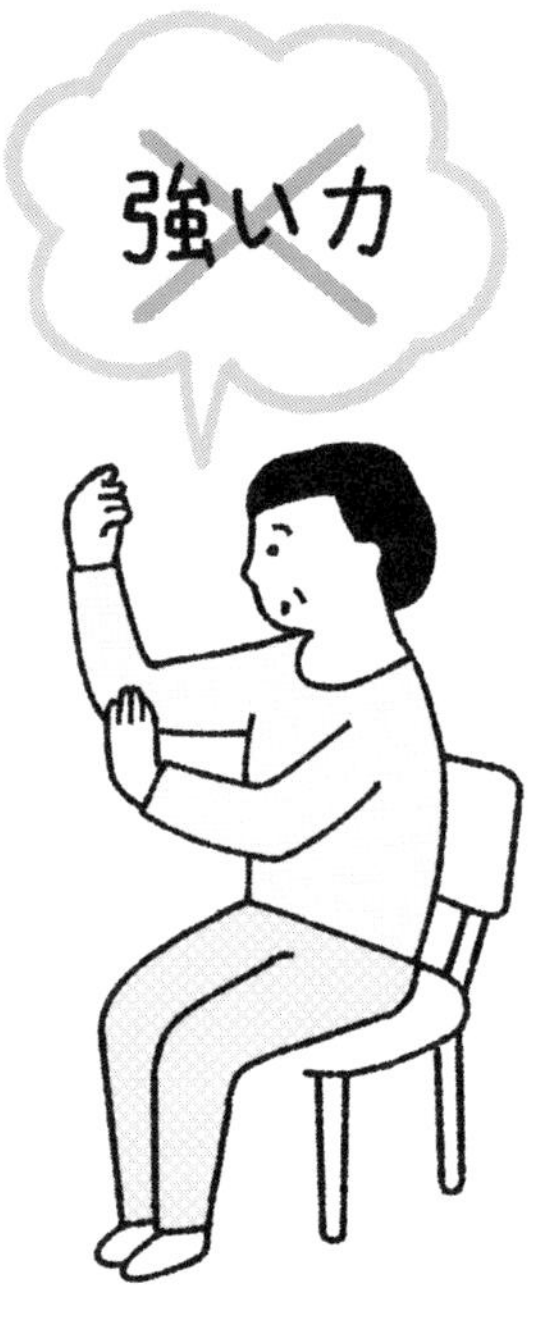

力が弱い人、
高齢の方にも
ぴったり

神経リリースでこんな効果も

神経リリースは、継続して行うことで、圧迫された神経、血管を少しずつゆるめていきますが、筋肉の緊張をゆるめる効果もあります。

筋肉をほぐすには、強くもむほうが効果的と思われがちですが、じつは筋《きん》繊維《せんい》を傷め、炎症を起こす原因になります。神経リリースの刺激はやさしくさするだけなので、少し物足りなく感じるかもしれません。しかし、十分な効果があり、少しずつ筋肉をほぐすほうが安全で確実といえます。

もうひとつ、**注目したいのは血流がよくなる効果です**。人間の体はすべて細胞で構成されていて、細胞が活動するには血液によって酸素や栄養素が届けられなければなりません。また、血液は細胞が排出する二酸化炭素や老廃物を回収することで、新しい細胞を作りやすくする働きがあります。

細胞に栄養素を運び、不要なものを回収する血液の働きが十分にできなくなると、細胞が生まれ変わる新陳代謝にも支障が出てきます。古い細胞がそのまま残る状態は老化を招き、がんなどの疾患の引き金にもなります。

神経リリースで血流を促進させることは、新陳代謝をスムーズに行えるようにし、継続して取り組むことで老化予防や血流アップ、代謝アップなどの効果も期待できます。

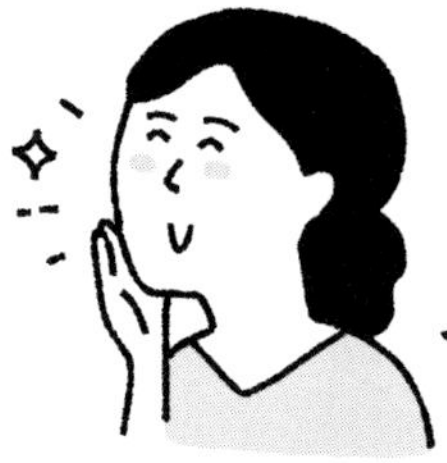
老化予防

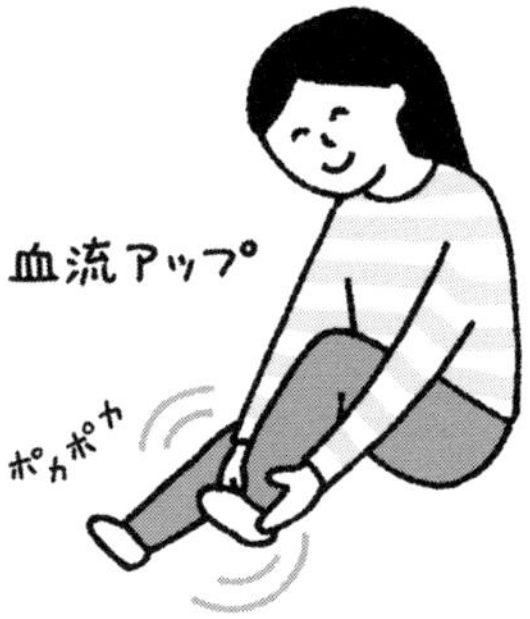

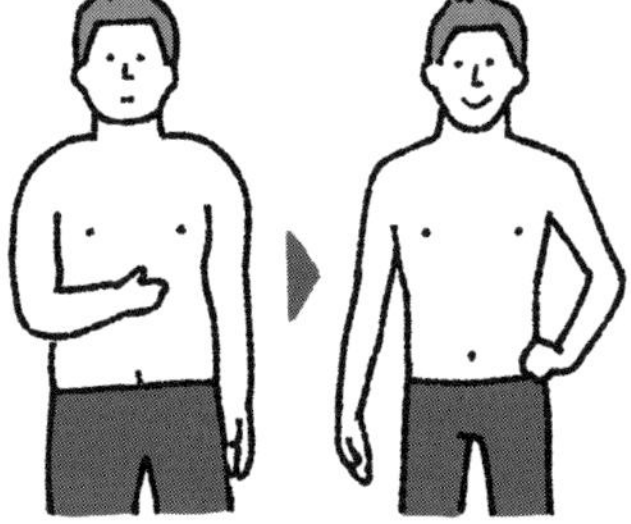
代謝アップ

しびれや痛みには、病気が隠れていることもある

長期間治らないしびれや、徐々に悪化しているしびれなどは疾患が原因であることが考えられます。代表的な疾患をご紹介します。

①脳血管障害

脳出血や脳梗塞《のうこうそく》が起こると、脳の感覚神経が通る部分に障害が起き、障害されていない側の手足にしびれが起こる。脳梗塞の前ぶれである一過性脳《いっかせいのう》虚血発作《きょけつほっさ》でもしびれが起こるが、短時間で解消されるのが特徴。

②脳腫瘍《のうしゅよう》

脳出血や脳梗塞ではしびれが急に激しく起こるのに対し、脳腫瘍では徐々に症状が現れる。

③変形性頚椎症《へんけいせいけいついしょう》

加齢によって首の骨が変形して、とげのような骨（骨棘《こっきょく》）ができ、骨が首の神経を圧迫して首にしびれなどが起こる。

④頸椎椎間板《けいついついかんばん》ヘルニア

頸椎で骨と骨の間の組織が飛び出して神経を圧迫し、上肢《じょうし》にしびれなどが起こる。

⑤頸椎後縦靭帯骨化症《けいついこうじゅうじんたいこっかしょう》

頸椎を支えている後縦靭帯が骨化して、脊髄を圧迫する。

⑥腰椎椎間板ヘルニア

腰椎の椎間板が飛び出て脊髄や神経を圧迫して、下肢《かし》にしびれなどが起こる。

⑦手根管症候群《しゅこんかんしょうこうぐん》

手首を頻繁に使うことで、手首にある神経が圧迫されることで起こる。

⑧糖尿病性神経障害

糖尿病によって細い血管が動脈硬化を起こし、神経に栄養素が行き届かなくなり、手や足の指先にしびれが起こる。

症状が長引くときや、症状が変化したときは早めに医療機関を受診してください。

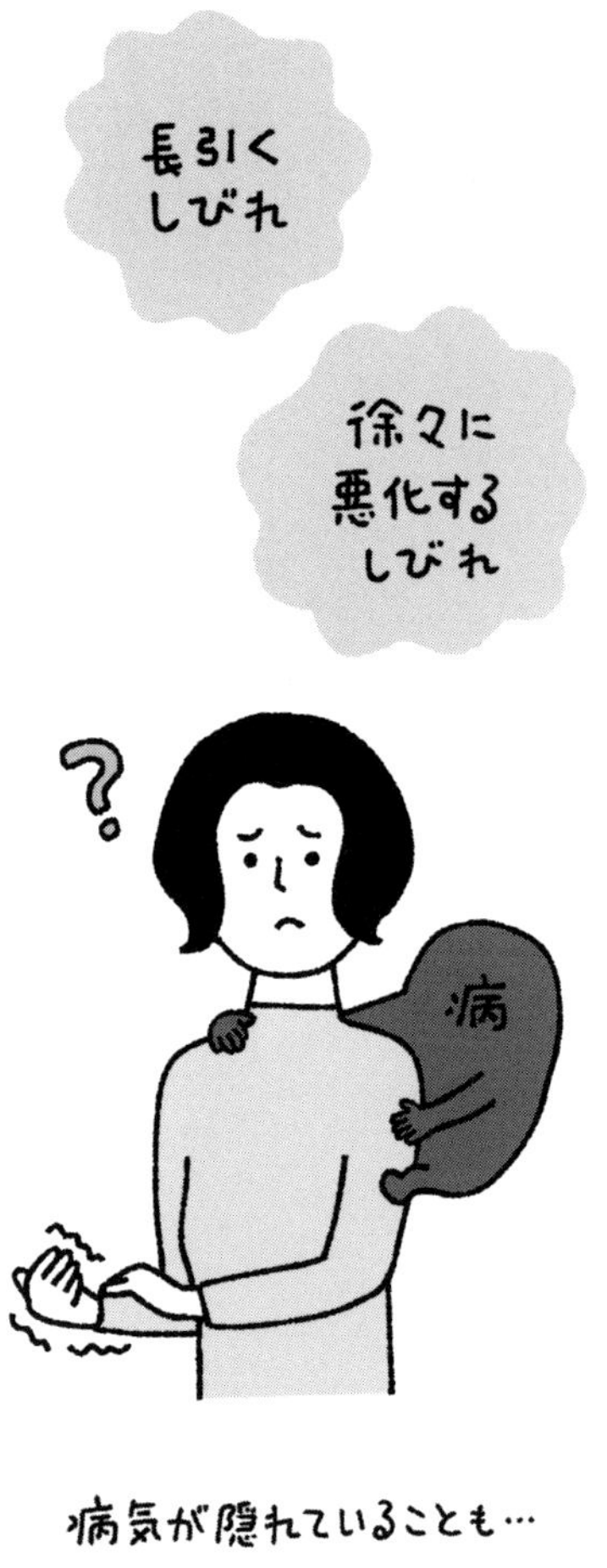
長引く
しびれ
徐々に
悪化する
しびれ
病
病気が隠れていることも…

第2章

実践！ 自分でできる「神経リリース」

神経リリースを始める前に知っておきたいこと

神経リリースは、体中を走行する神経を刺激することで、しびれを起こしている部分に刺激を伝達して症状を改善に導く施術法です。効果を得るには、神経がどこを走っているかを理解し、的確な位置を刺激することが重要です。上半身は橈骨《とうこつ》神経、尺骨《しゃっこつ》神経、正中《せいちゅう》神経、腋窩《えきか》神経、肩甲上《けんこうじょう》神経の5種類、下半身は伏在《ふくざい》神経、大腿《だいたい》神経、外側大腿皮《がいそくだいたいひ》神経、腸骨下腹《ちょうこつかふく》神経の4種類、計9種類の神経の中から、症状が起こっている部分に適した神経を選んでやさしく刺激します。

神経をやさしく刺激するとともに、血流がよくなる相乗効果で改善を促すことができ、体がぽかぽか温まるのも神経リリースのメリットです。自然な呼吸で行いましょう。

神経リリースで刺激する神経

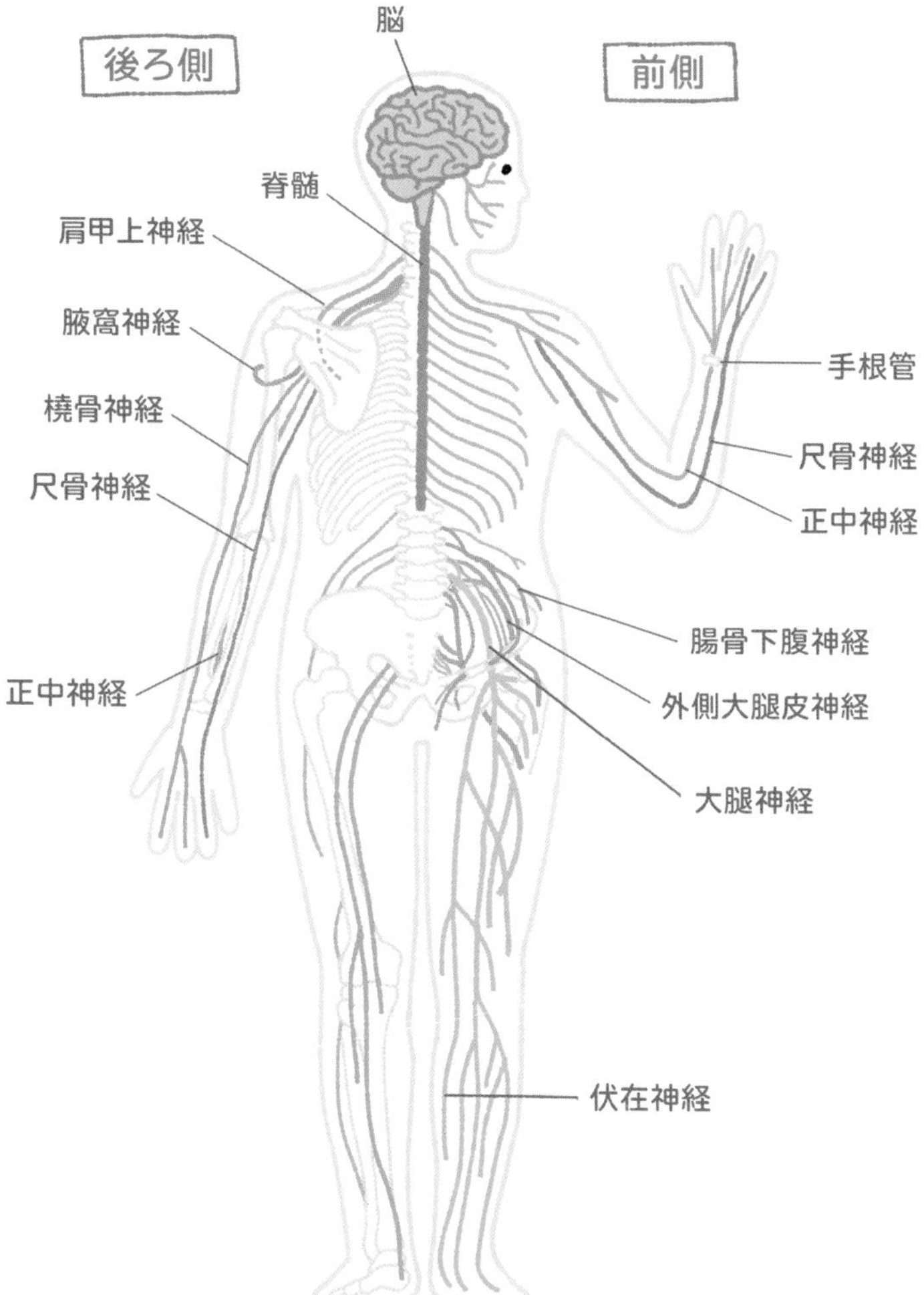

手の神経リリース❶

手指の爪

この神経をリリース

橈骨神経　正中神経　尺骨神経

親指につながる橈骨神経、親指と人差し指、中指につながる正中神経、薬指と小指につながる尺骨神経をリリースすることで、中枢の神経に信号を送り、血流をよくすることができます。手のしびれにつながりやすい首や肩などのこりの改善にも。

各指3秒 × 1セット

親指 3秒

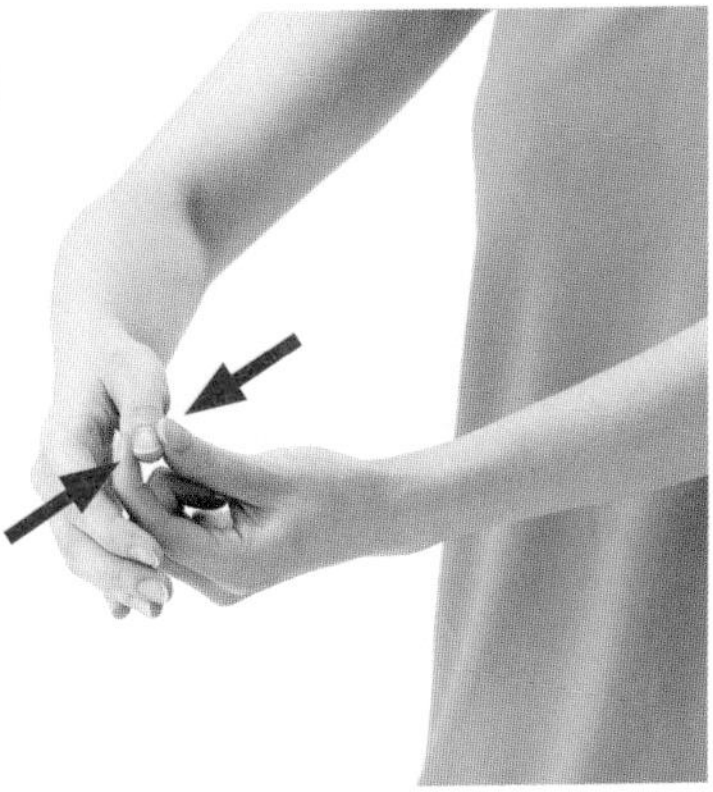

1

右手の親指の爪の根元の部分を左手の親指と人差し指で左右からはさむ。そのまま3秒もむ。

人差し指 3秒

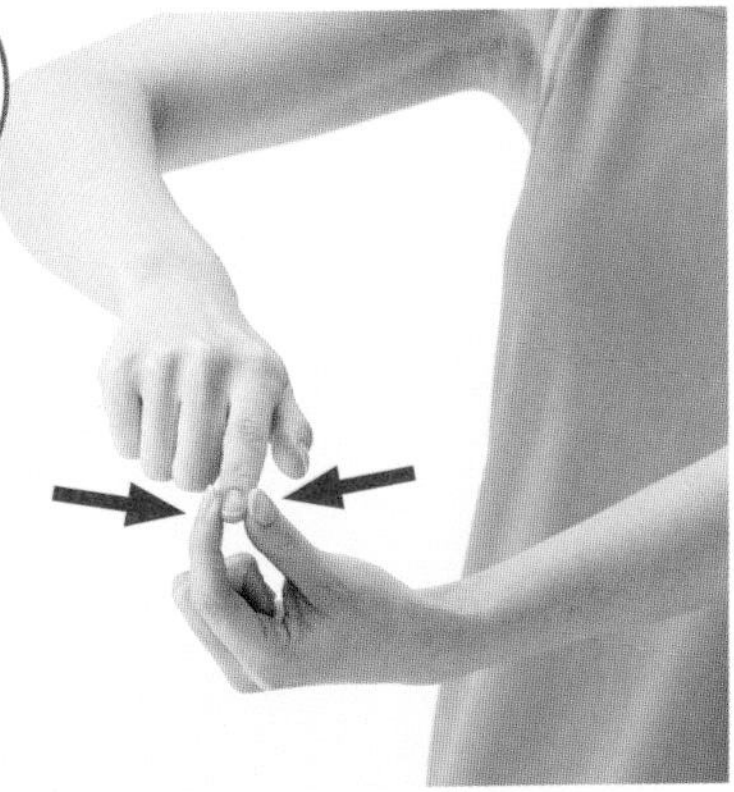

2

人差し指も同様に3秒もむ。

中指
3秒

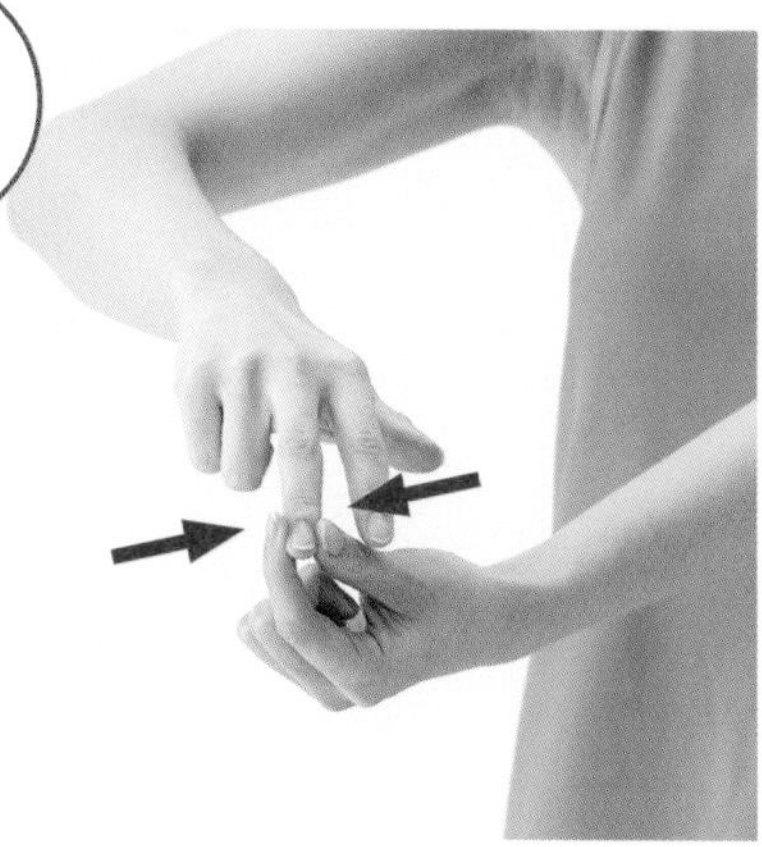

3

中指も同様に3秒もむ。

薬指
3秒

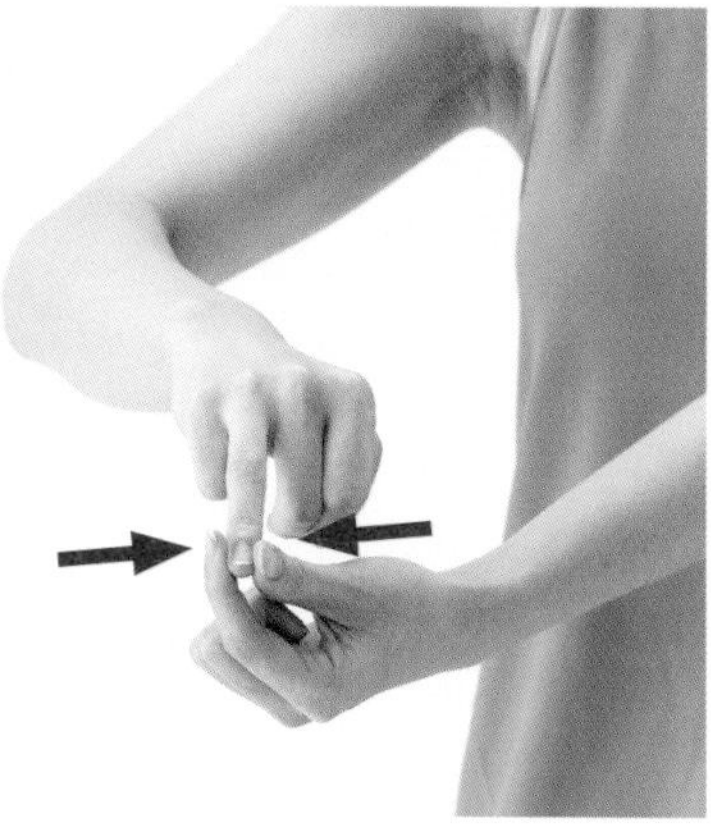

4

薬指も同様に3秒もむ。

小指
3秒

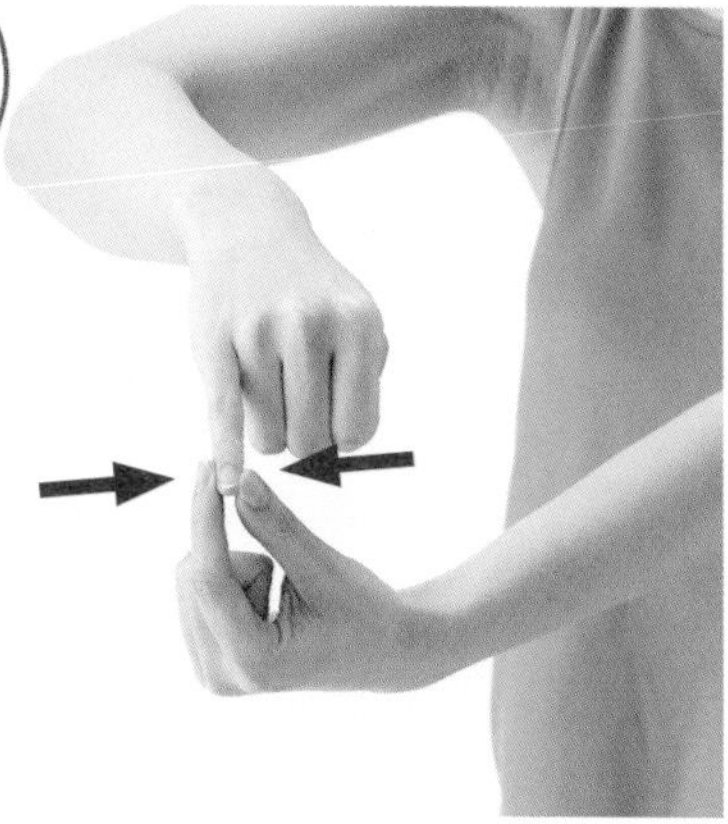

5

小指も同様に3秒もむ。
左手の指も同様にもむ。

手の神経リリース❷

手首

この神経をリリース

橈骨神経　正中神経　尺骨神経

手首を通る3つの神経を一気にリリース。首、肩につながる神経を末端から刺激して、めぐりをさらによくしましょう。

左右各5回×1セット

1　右の手首を左手で軽くつかむ。

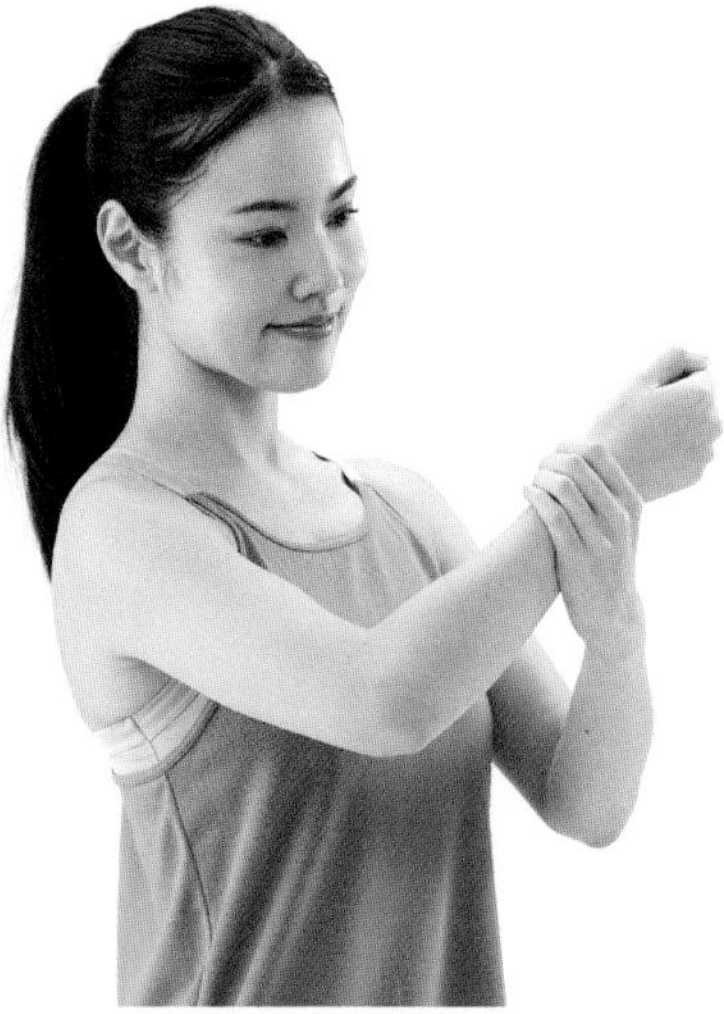

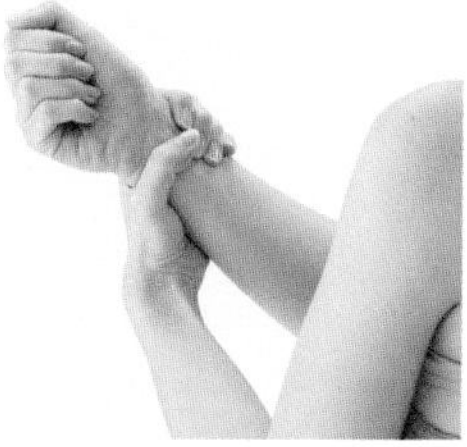

反対側から
見たところ

2 左手を右手の指の方向にシュッとすべらせるようにして動かす。５回行う。反対側の手も同様に行う。

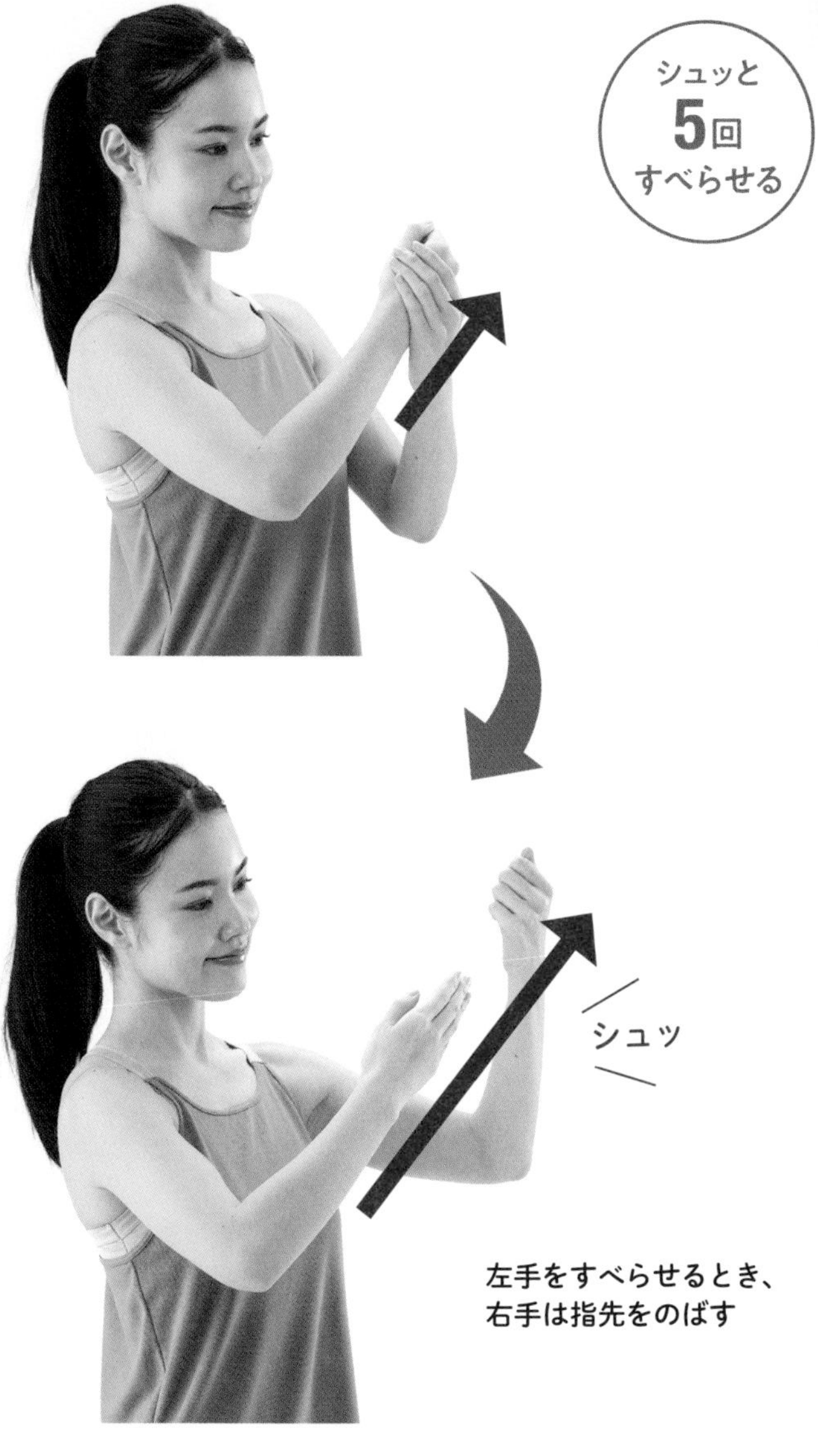

左手をすべらせるとき、右手は指先をのばす

手の神経リリース❸

ひじの内側

この神経をリリース

尺骨神経

薬指、小指からひじの内側を通って首までつながる尺骨神経を軽くさするだけで、首こりも解消します。

左右各3秒×1セット

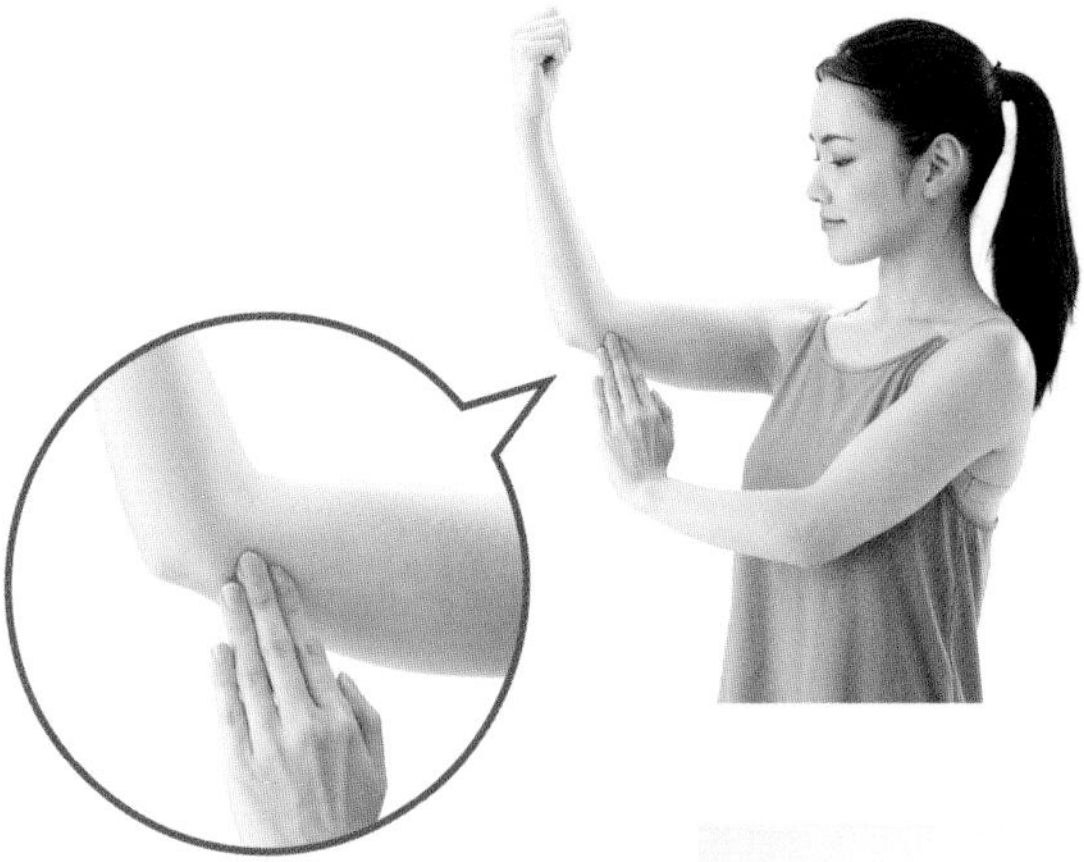

1

右腕を曲げ、ひじの内側の部分を上方向に軽く3秒さする。反対側の腕も同様に行う。

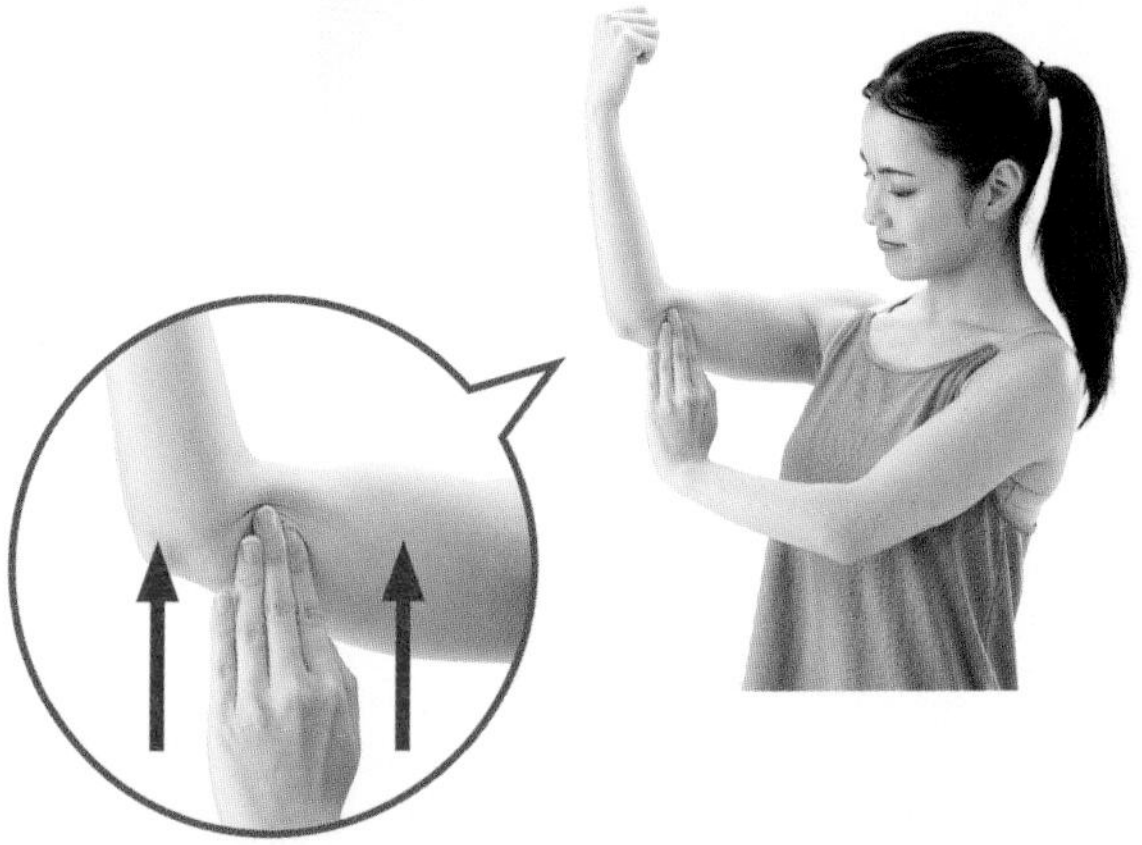

手の神経リリース❹

肩の裏側

この神経をリリース

腋窩神経

尺骨神経

腋窩神経は、首から肩甲骨の裏を通って、上腕部を走る神経。肩甲骨の動きやすさにつながります。

左右各5回×1セット

1

右肩を左の手のひらで5回、ポンポンポンポンポンと軽くたたく。反対側の肩も同様に行う。

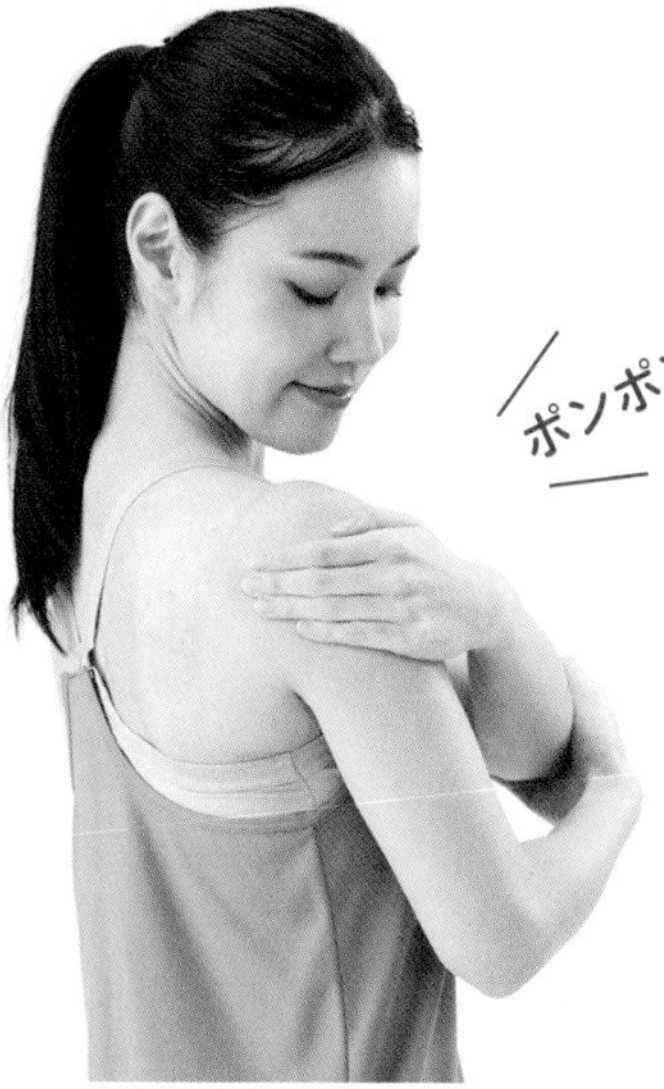

ポイント

筋肉がかたくなることで神経が圧迫されてしびれが起こりやすくなります。ポンポンと軽くたたくと、筋肉の緊張やこわばりをやわらげることにつながります。

手の神経リリース❺

腕の外側

この神経をリリース

腋窩神経　橈骨神経　尺骨神経

肩の後ろ側から腕の外側、小指にかけて通る神経を一気にリリースします。

左右各5回×1セット

1 右肩の後ろ側に左手をおく。

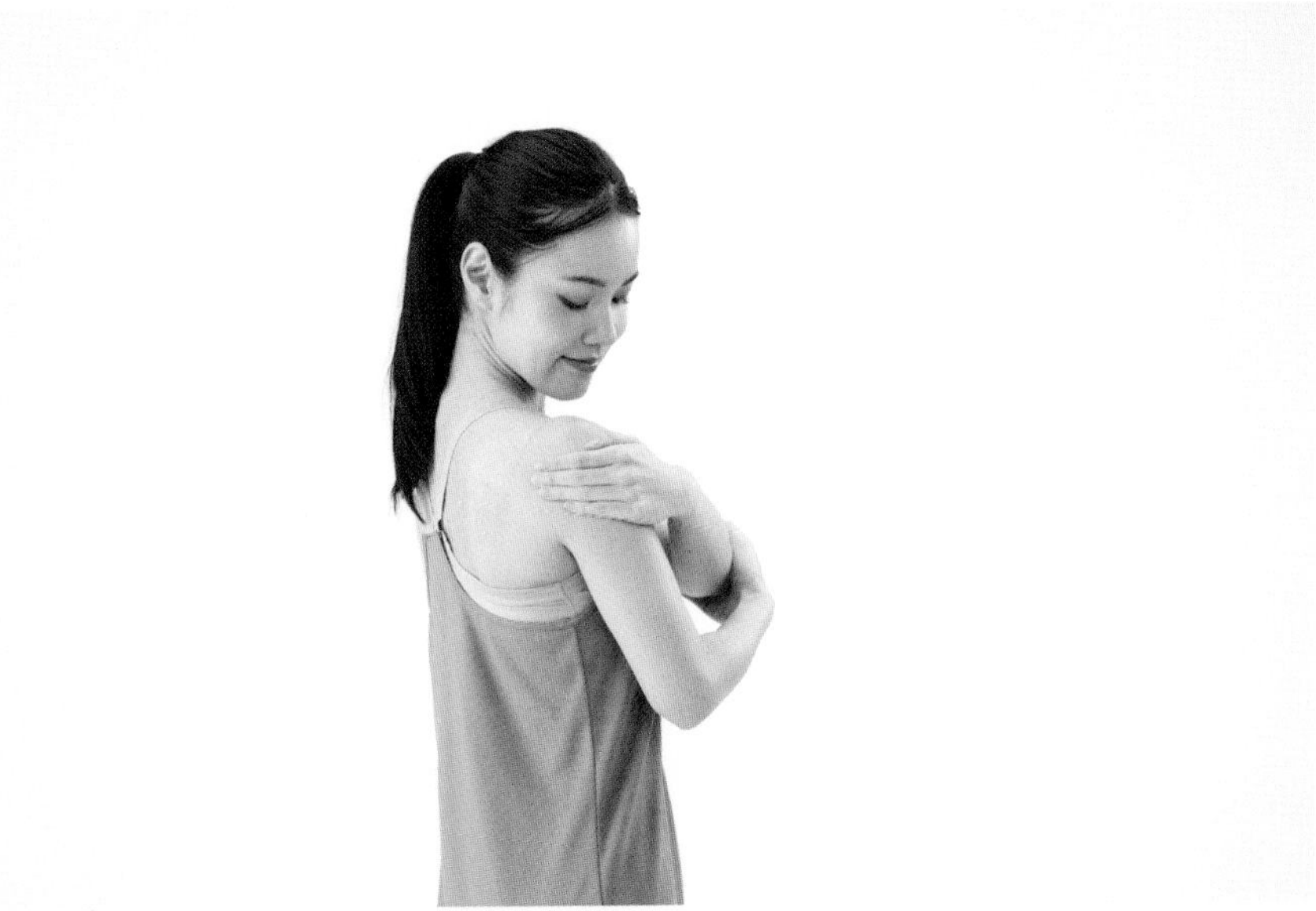

2

右肩の後ろ側においた左手を、右腕の外側を通るようにすべらせて、シューッと指先まで流れるように動かす。5回行ったら反対側の腕も同様に行う。

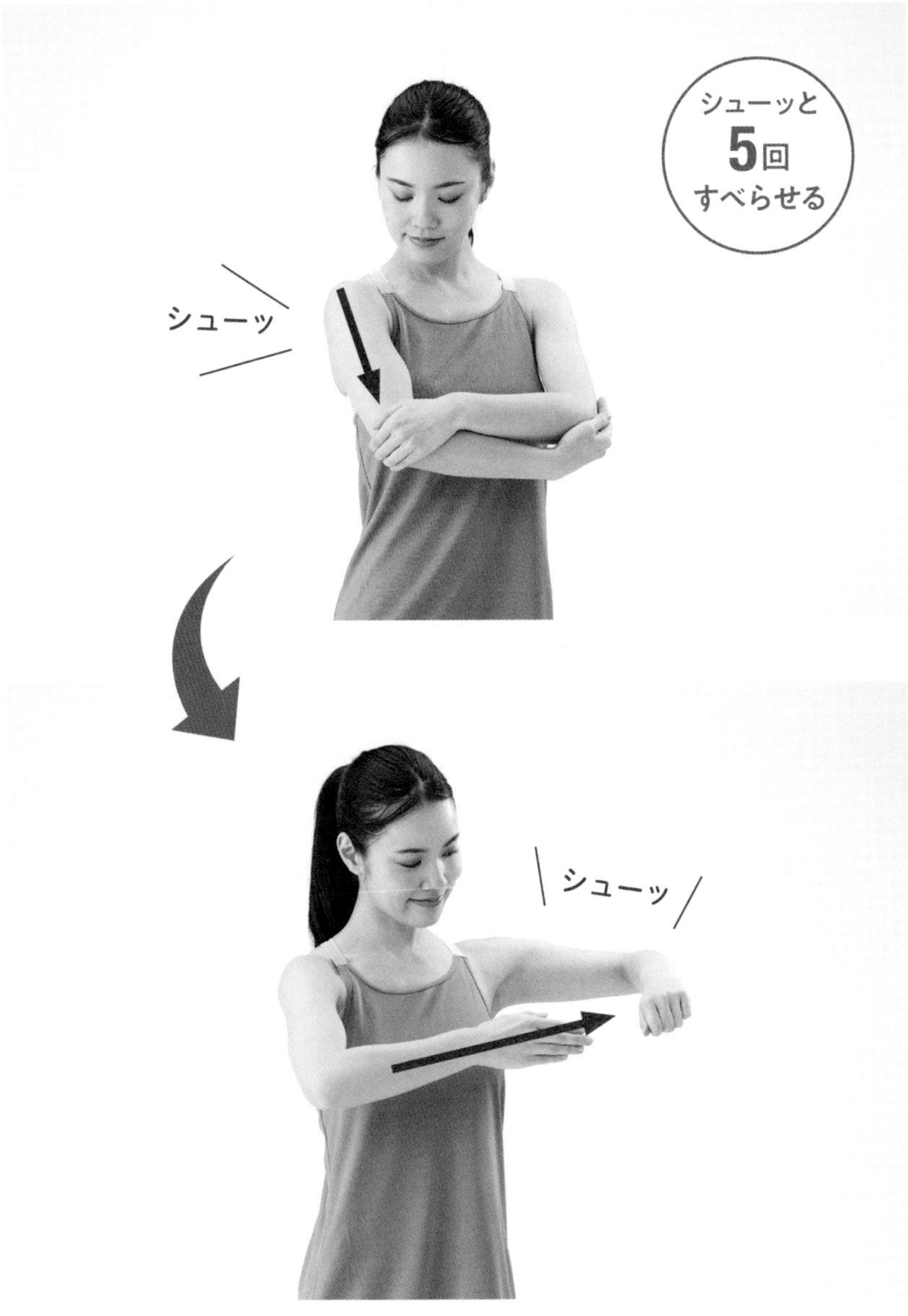
シューッと
5回
すべらせる
シューッ
シューッ

手の神経リリース❻

この神経をリリース

肩

肩甲上神経

首のつけ根から肩の筋肉へつながる肩甲上神経をリリースすることで、首回りの筋肉の緊張をやわらげてくれます。

左右各5秒×1セット

1

右肩の出っ張った部分から内側に指4本分くらいのところ（骨と筋肉が切り替わる部分）を探す。左手の人差し指に中指を重ねてぐりぐりと5秒さする。反対側の肩も同様に行う。

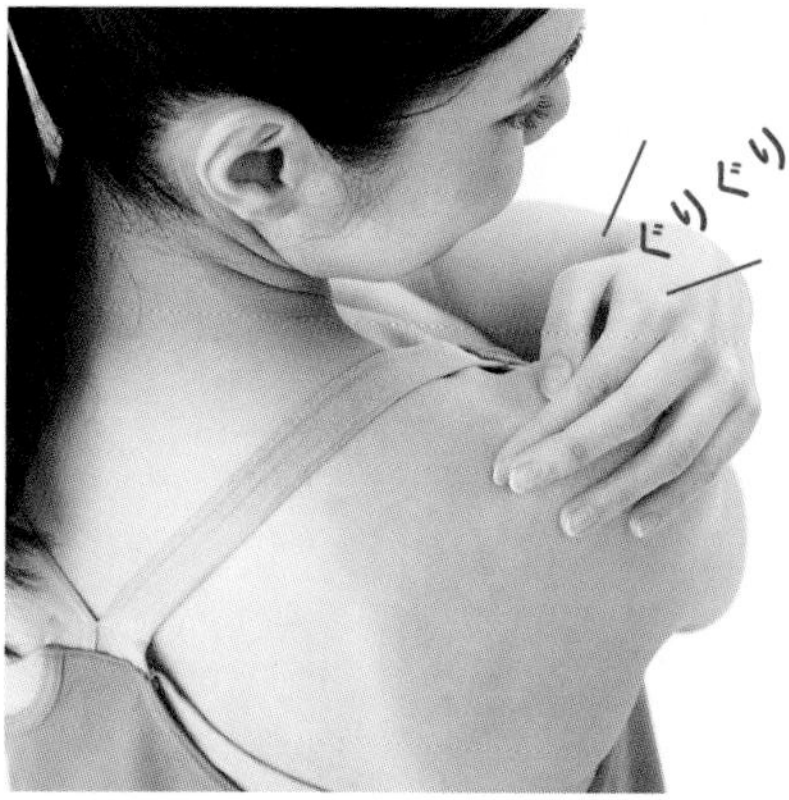

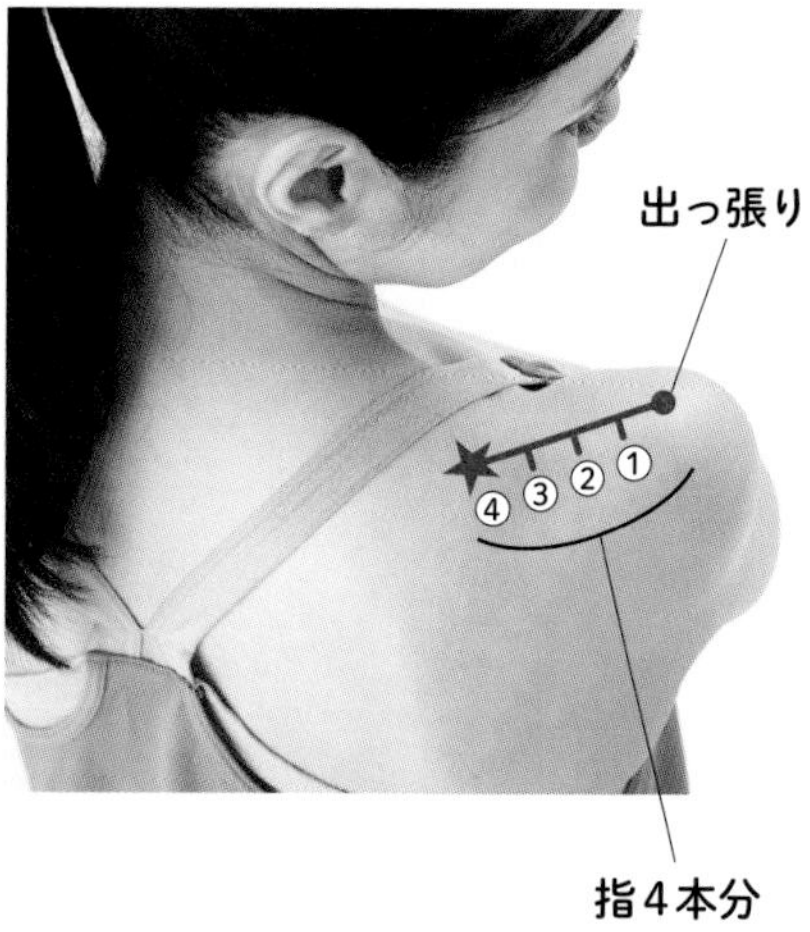

足の神経リリース❶

足首

この神経を
リリース

伏在神経

くるぶしの内側を通る伏在神経をリリースすることで、神経がつながっているひざ裏、内ももまで刺激を送ることができます。末梢神経から始めると効果が長続きしやすいです。

左右各10秒
×
1セット

1　右足の内くるぶしの少し前の部分に右手の親指をあててつま先方向に一方向に10秒さする。反対側の足も同様に行う。

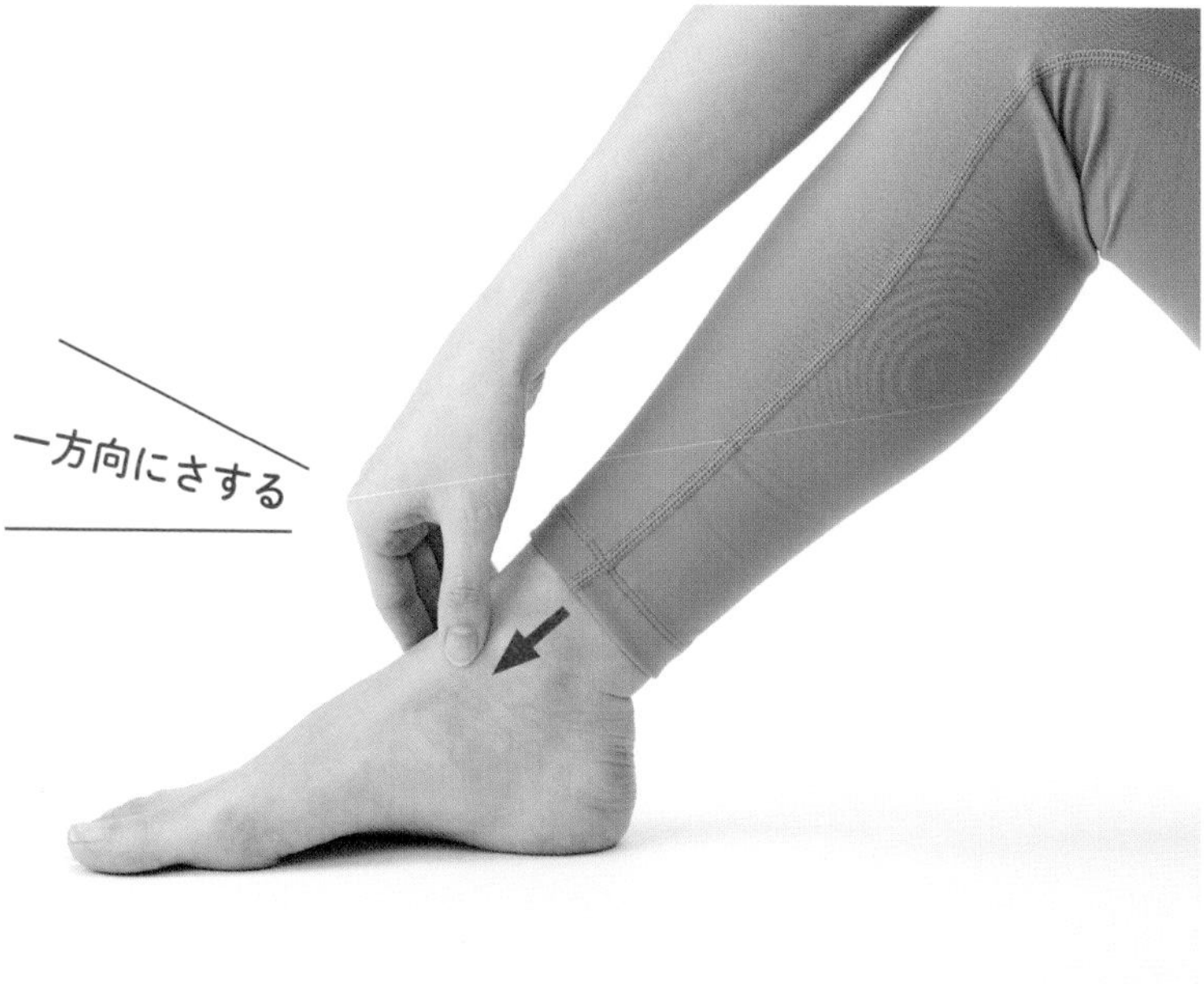

足の神経リリース❷

太もも

この神経をリリース

大腿神経

大腿神経は伏在神経からつながって、骨盤まで伸びている神経。リリースすることで下半身全体の血流をよくすることができます。

左右各10秒×1セット

1 イスに座り、右ひざのお皿の下の部分から股関節の方向へ指1～2本分のところに右手の親指をおく。

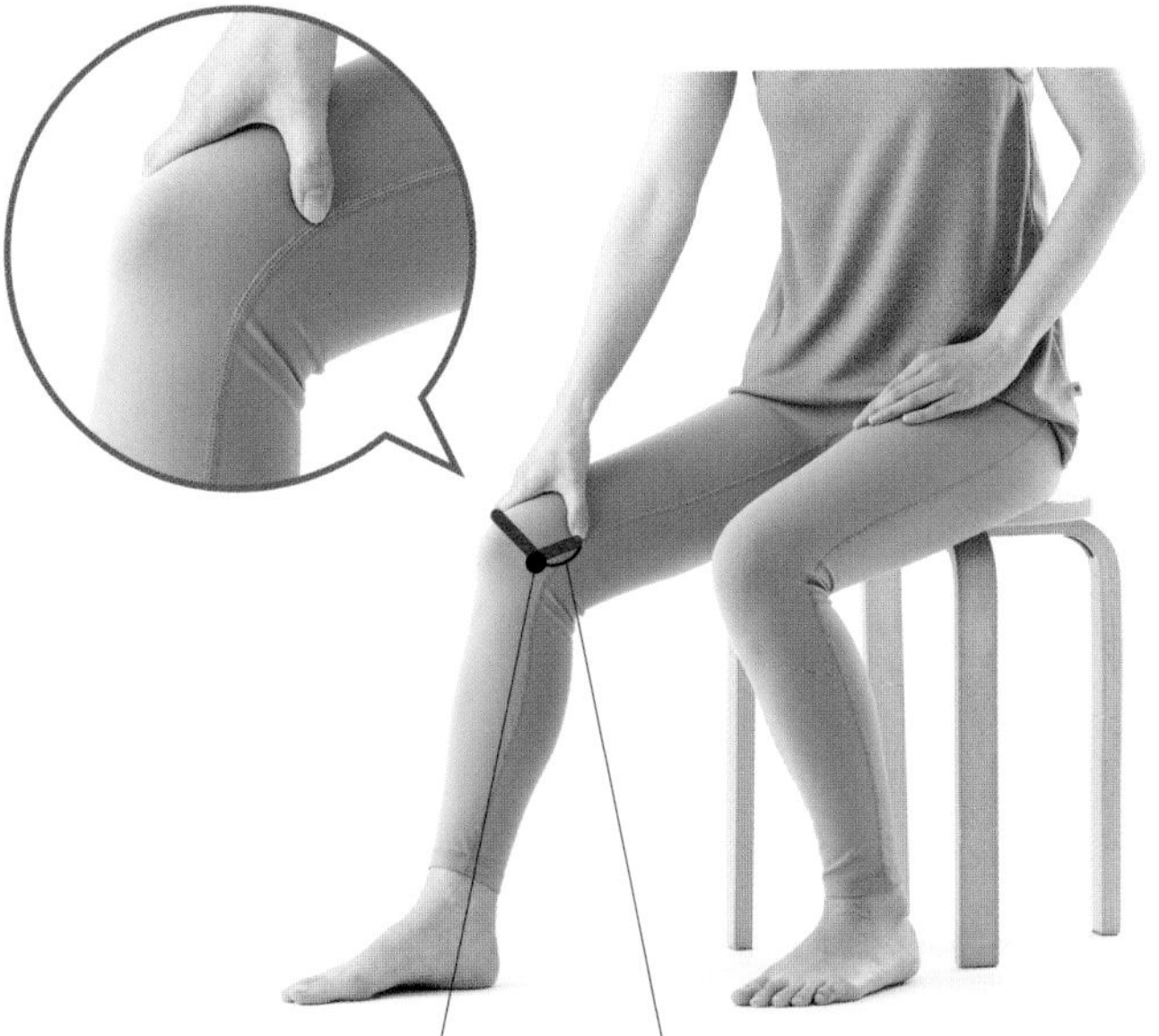

2

1の場所からひざのほうへ向かって10秒さする。反対側の足も同様に行う。

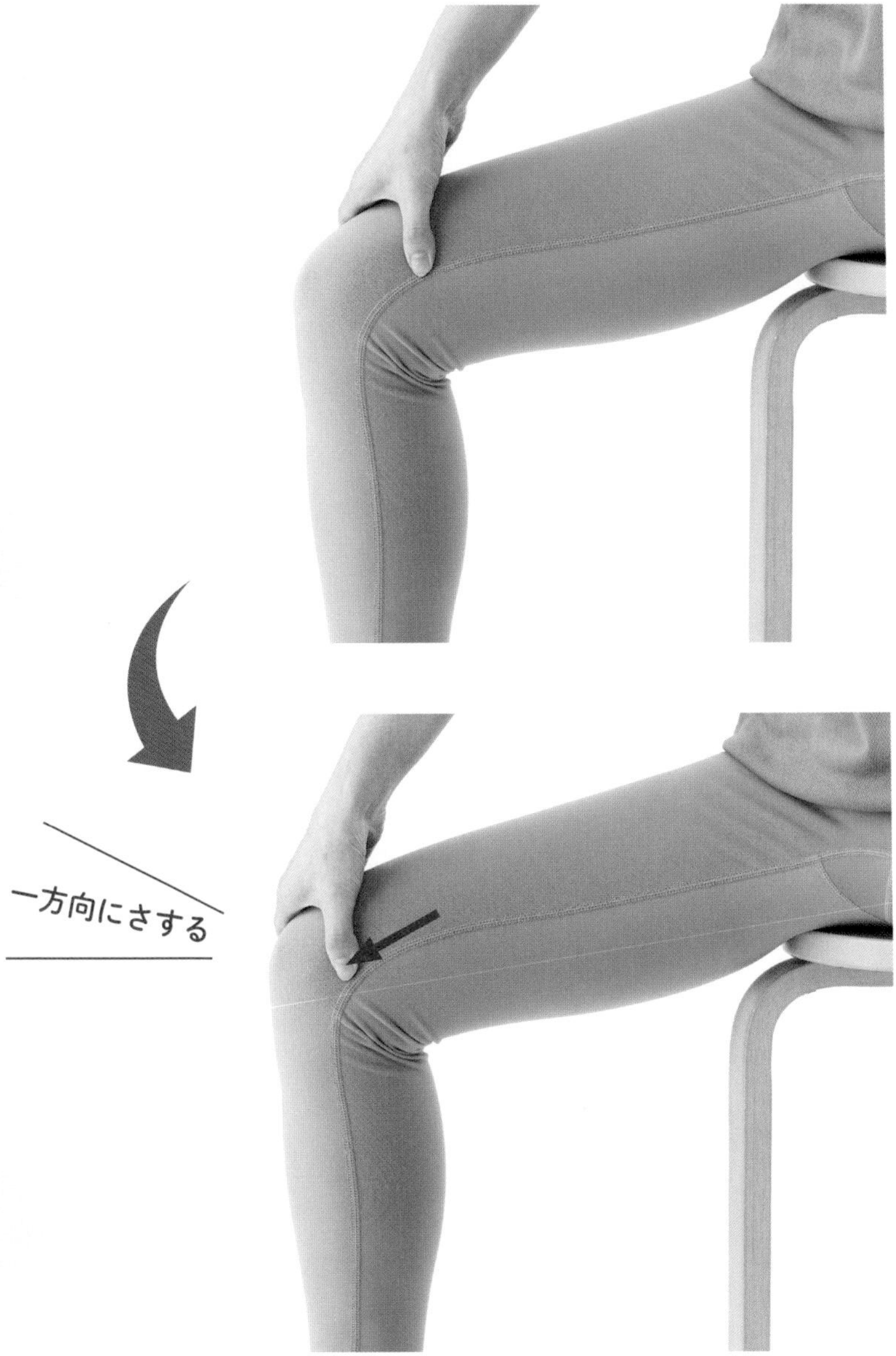

足の神経リリース❸

股関節の外側

この神経をリリース

外側大腿皮神経

腰椎《ようつい》から骨盤を通り、太ももの表面や外側に伸びる外側大腿皮神経。神経が圧迫されることでしびれにつながることも。リリースして改善を目指しましょう。

左右各10秒×1セット

1 イスに座る。右側の骨盤の骨の出っ張りのすぐ下の部分（足のつけ根あたり）から指１本分外側のところを見つける。

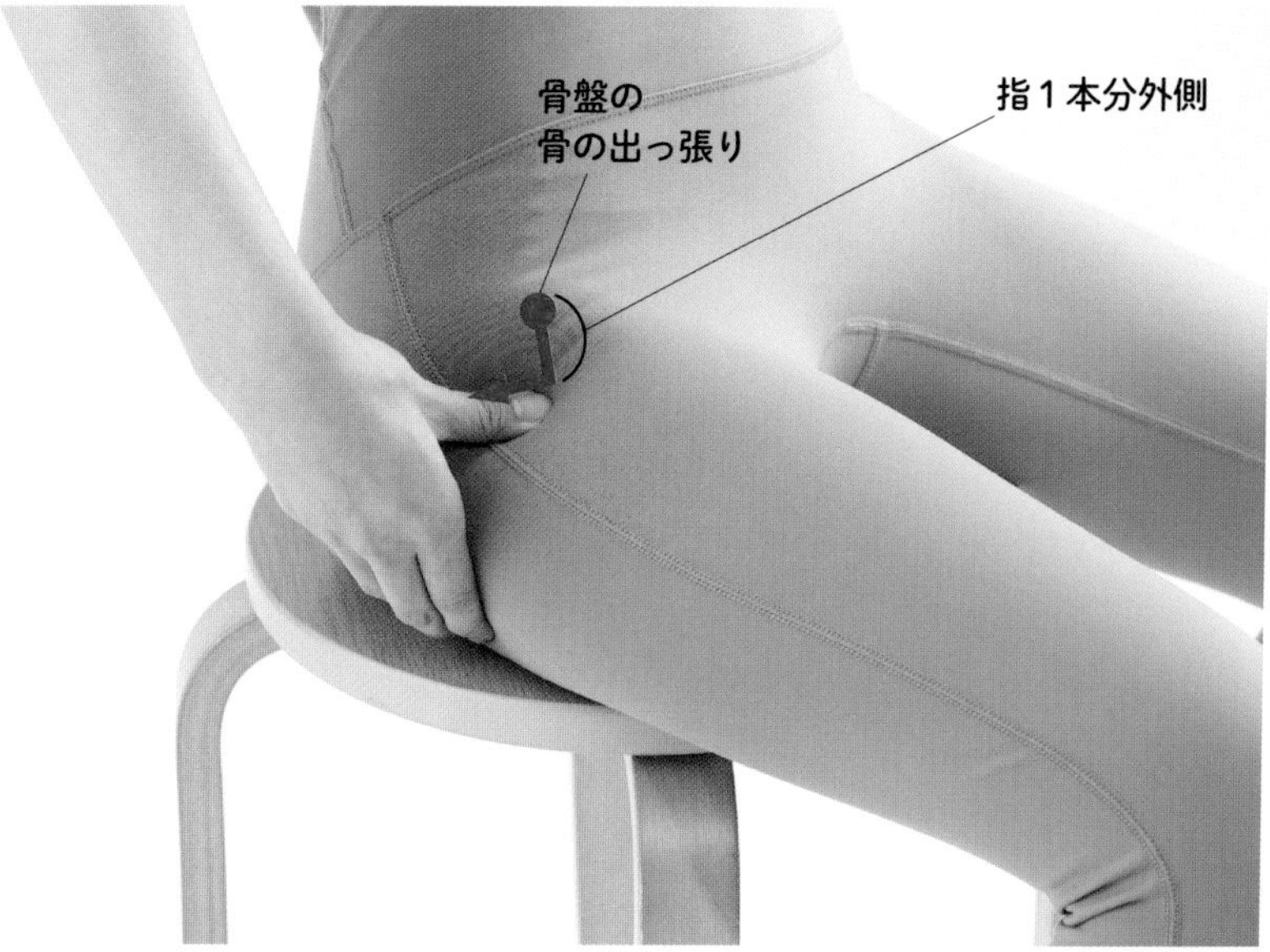

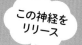

2

1の場所に両手の親指をあて、軽く押さえた状態で内側に指を入れるようにし、少し痛みを感じる部分を探す。その場所から、ひざの方向に10秒さする。反対側の足も同様にさする。

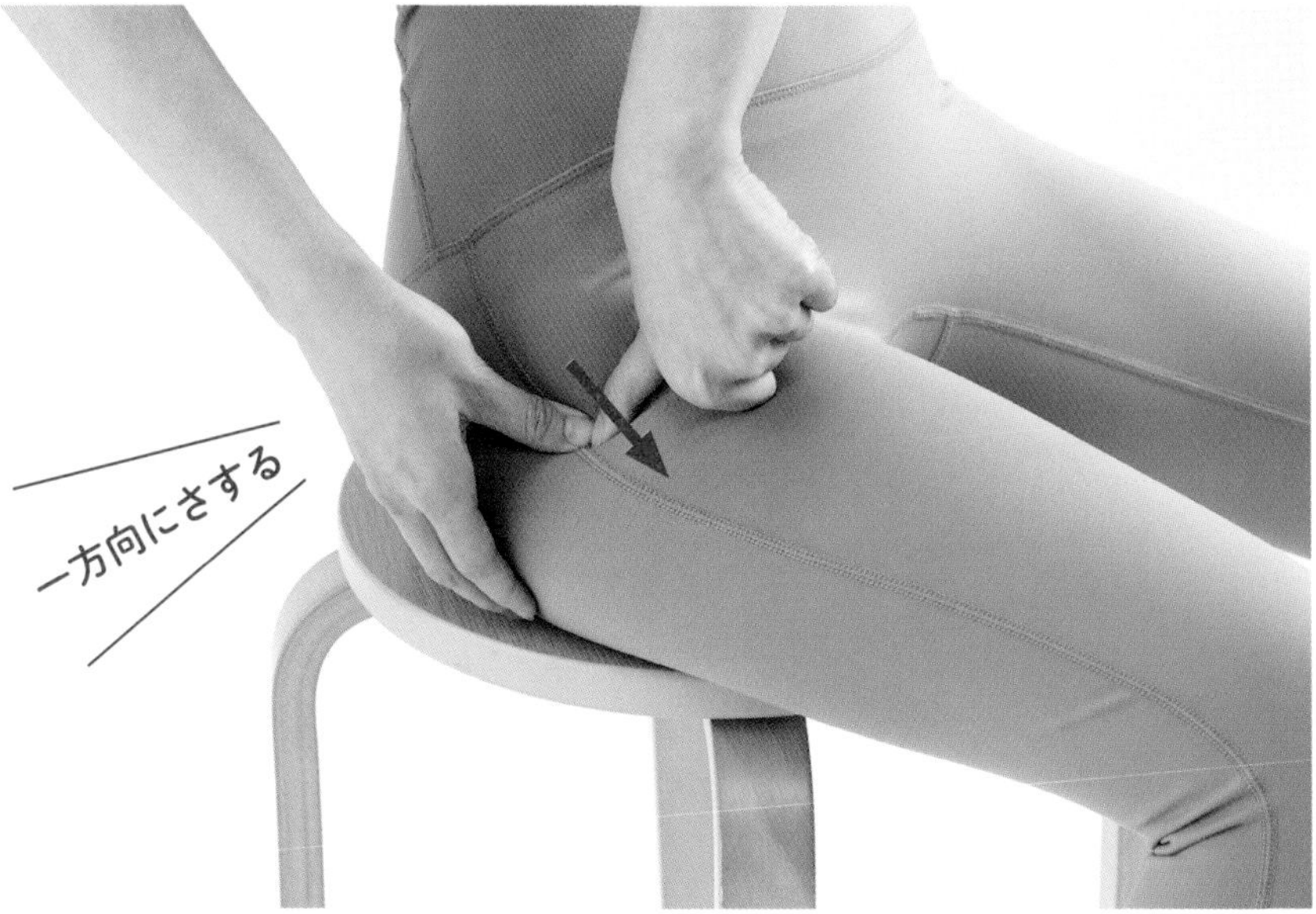

足の神経リリース❹

恥骨部《ちこつぶ》

この神経をリリース

伏在神経

くるぶしの内側から、内ももや恥骨部を通る伏在神経。下肢の内側に不安があるときにさすってみてください。

左右各10秒×1セット

1

右側の骨盤の骨の出っ張りから指4本分内側の場所を探す。

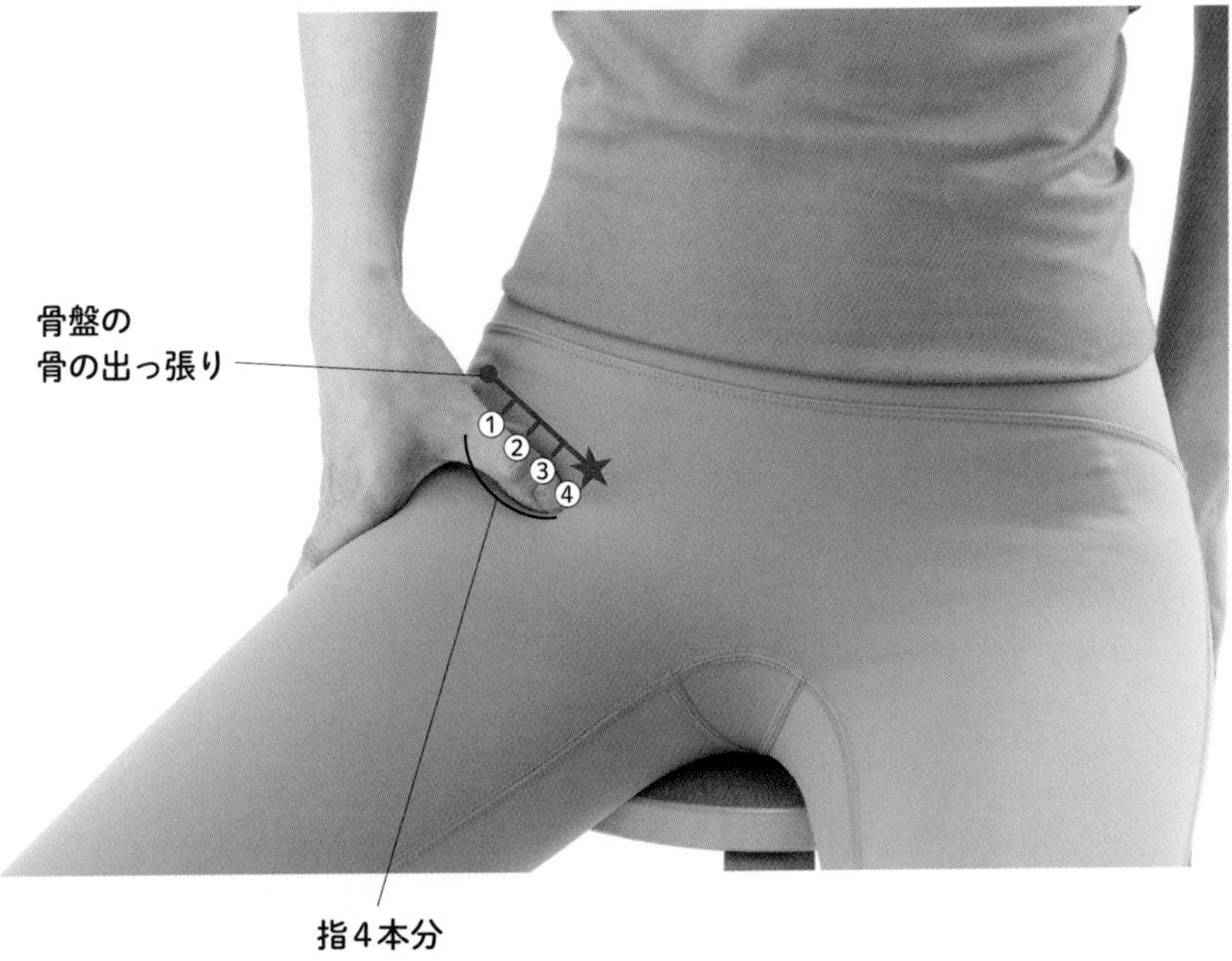

2

1の場所に両手の指をそろえてあて、斜め下に向かって10秒さする。反対側の足も同様にさする。

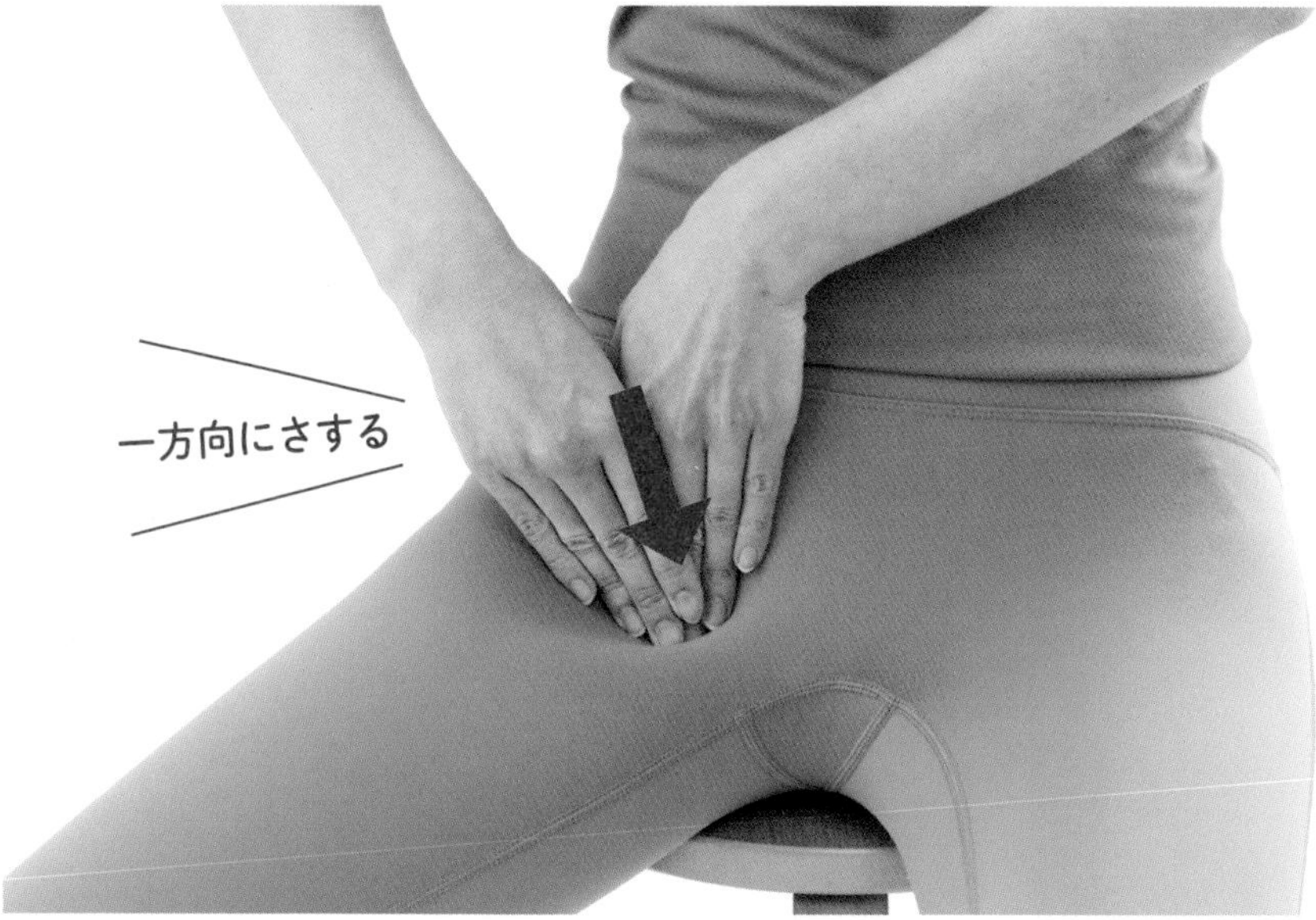

足の神経リリース❺

股関節の内側

この神経をリリース

大腿神経

末梢にある伏在神経をリリースした後に大腿神経をリリースすると、足全体の血流がよくなり、しびれ緩和の効果が持続しやすくなります。

左右各10秒×1セット

1

右側の骨盤の骨の出っ張りから指1本分内側の部分を見つける。

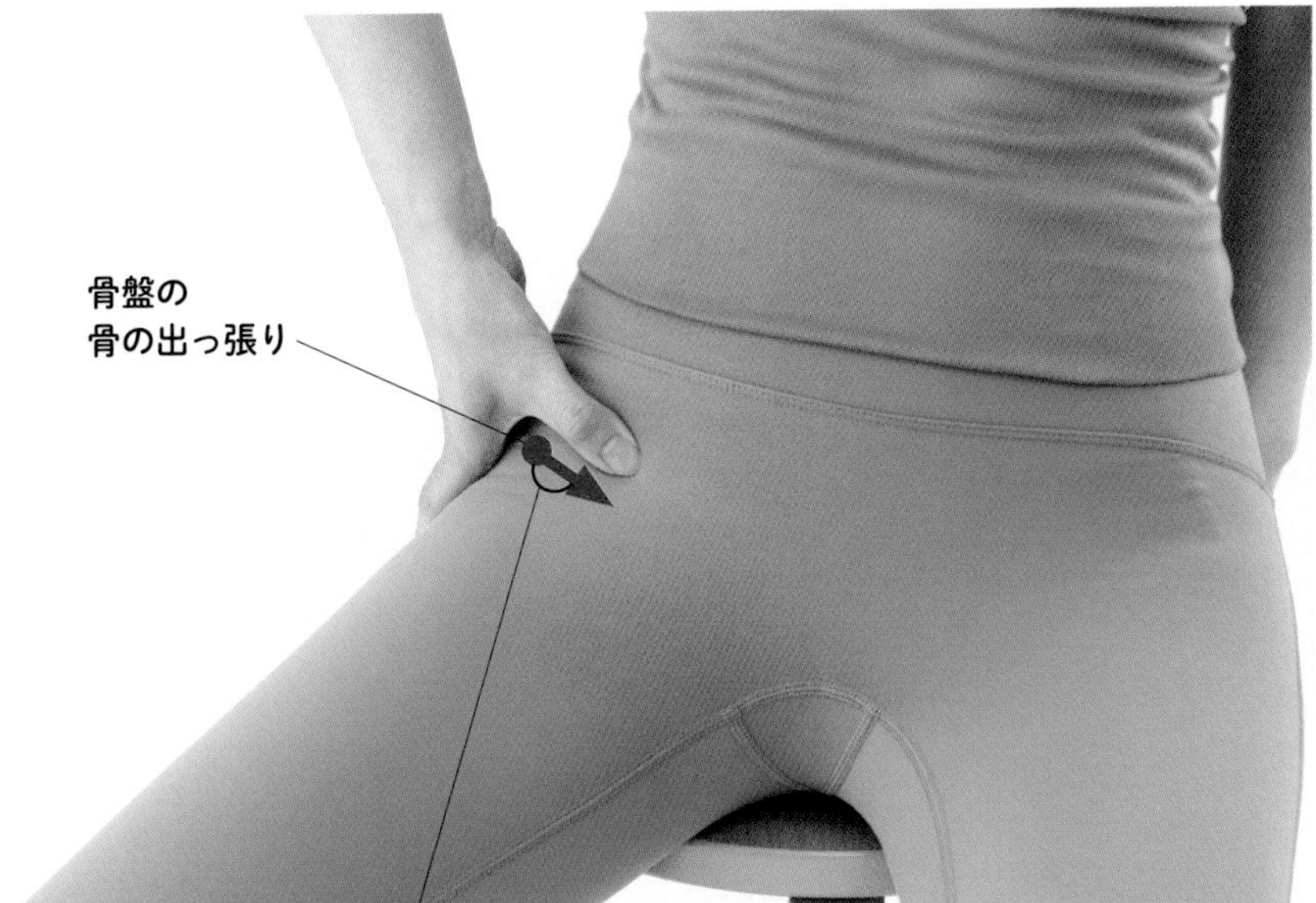

2

1の場所にそろえた両手の指をあてて、ひざの方向に10秒さする。反対側の足も同様に行う。

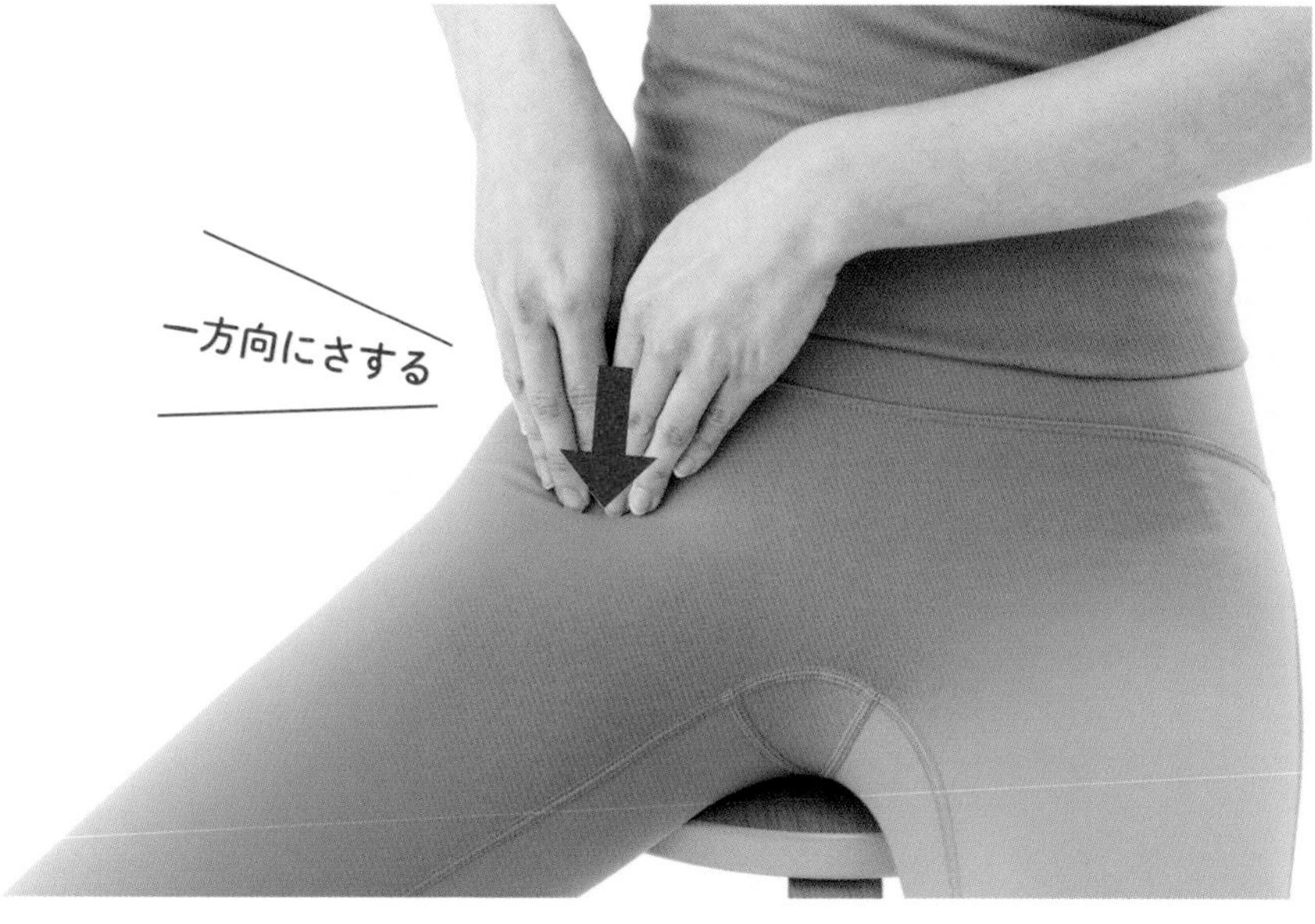

この神経をリリース

足の神経リリース❻

腰

腸骨下腹神経

腸骨下腹神経は腰のあたりから太ももの外側に向かって伸びており、リリースすることで太ももの外側のしびれ改善が期待できます。

10秒×1セット

1 骨盤より上の部分（肋骨《ろっこつ》の下）に両手をあてて、親指を背骨に向かって寄せるようにする。

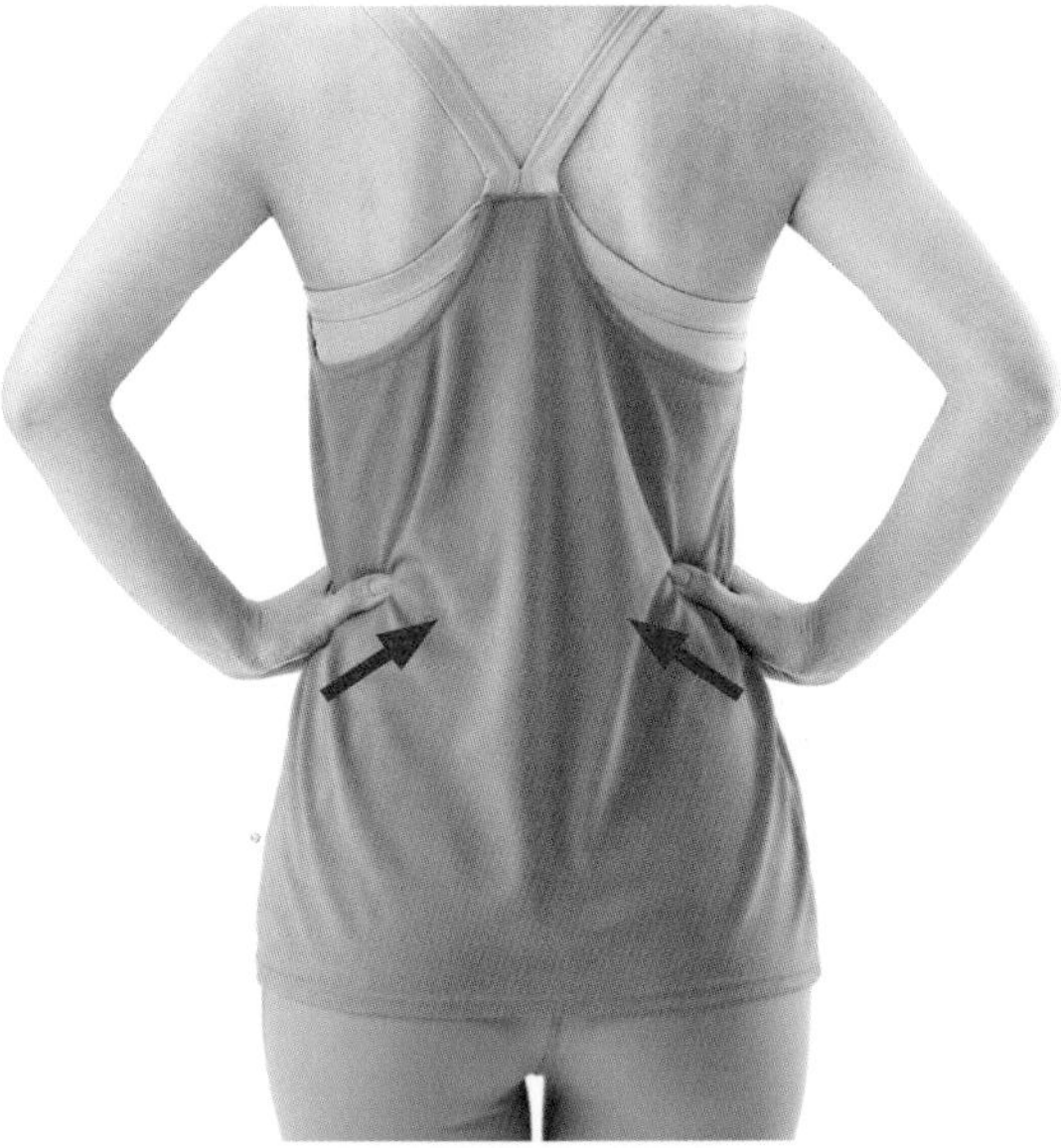

2 1の場所から、両手の親指で下方向に10秒さする。

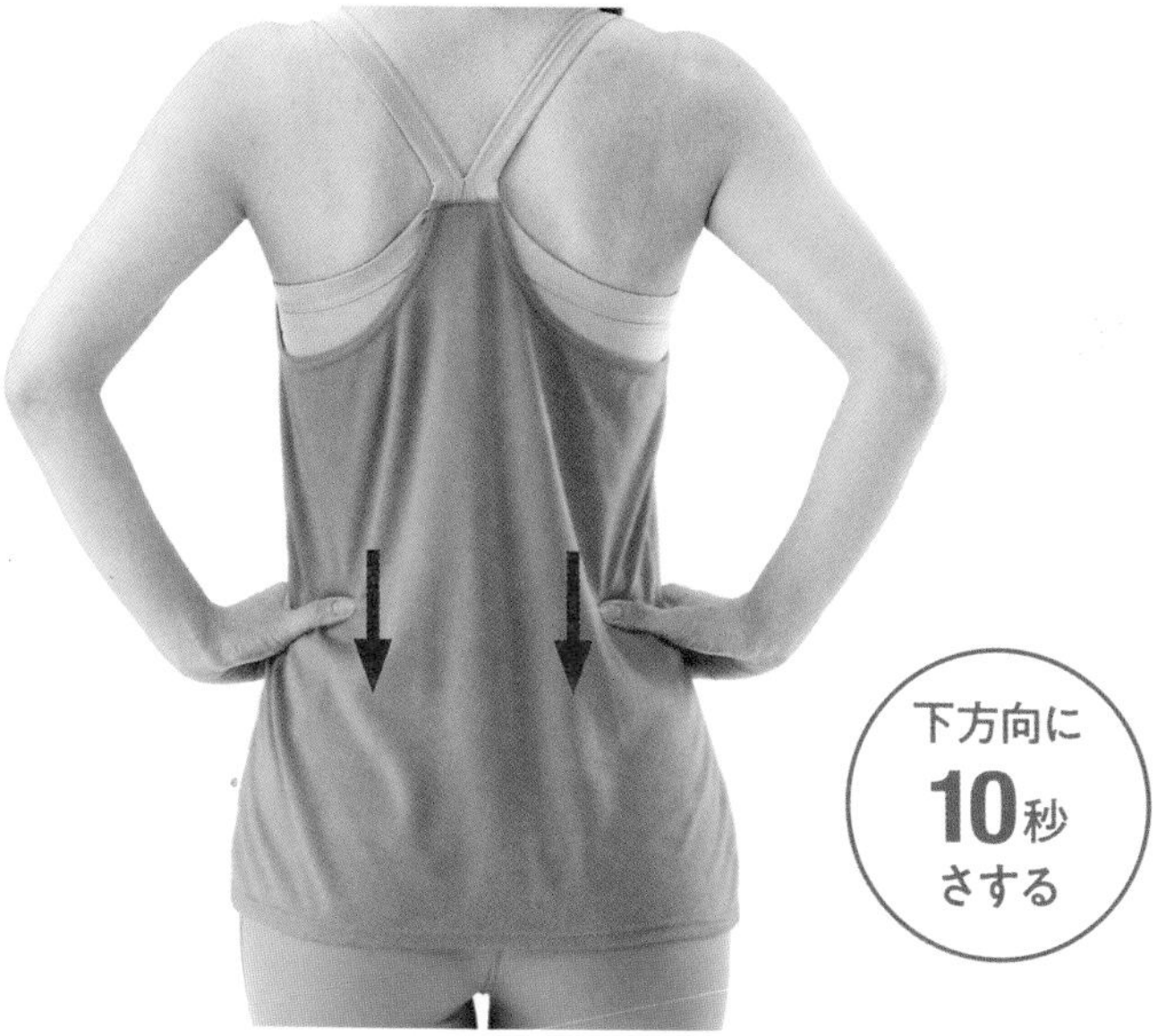

Column 1

いつでもどこでもエクササイズ

上半身編　肩上げ下げ

長時間、同じ姿勢でい続けると、筋肉がかたまってしまいます。しかし、デスクワークなど、動けないこともあるでしょう。そんなときに、いつでもどこでもすぐできる上半身のエクササイズを紹介しますので行ってみてください。

①イスに座った状態で左手を外向きにひねり、手首を返して後ろに腕をひっぱる。

②そのまま首を右に倒し、左肩の上げ下げを10秒行う。反対側の肩も同様に行う。

手から首までの神経を刺激することができるので、猫背改善に。

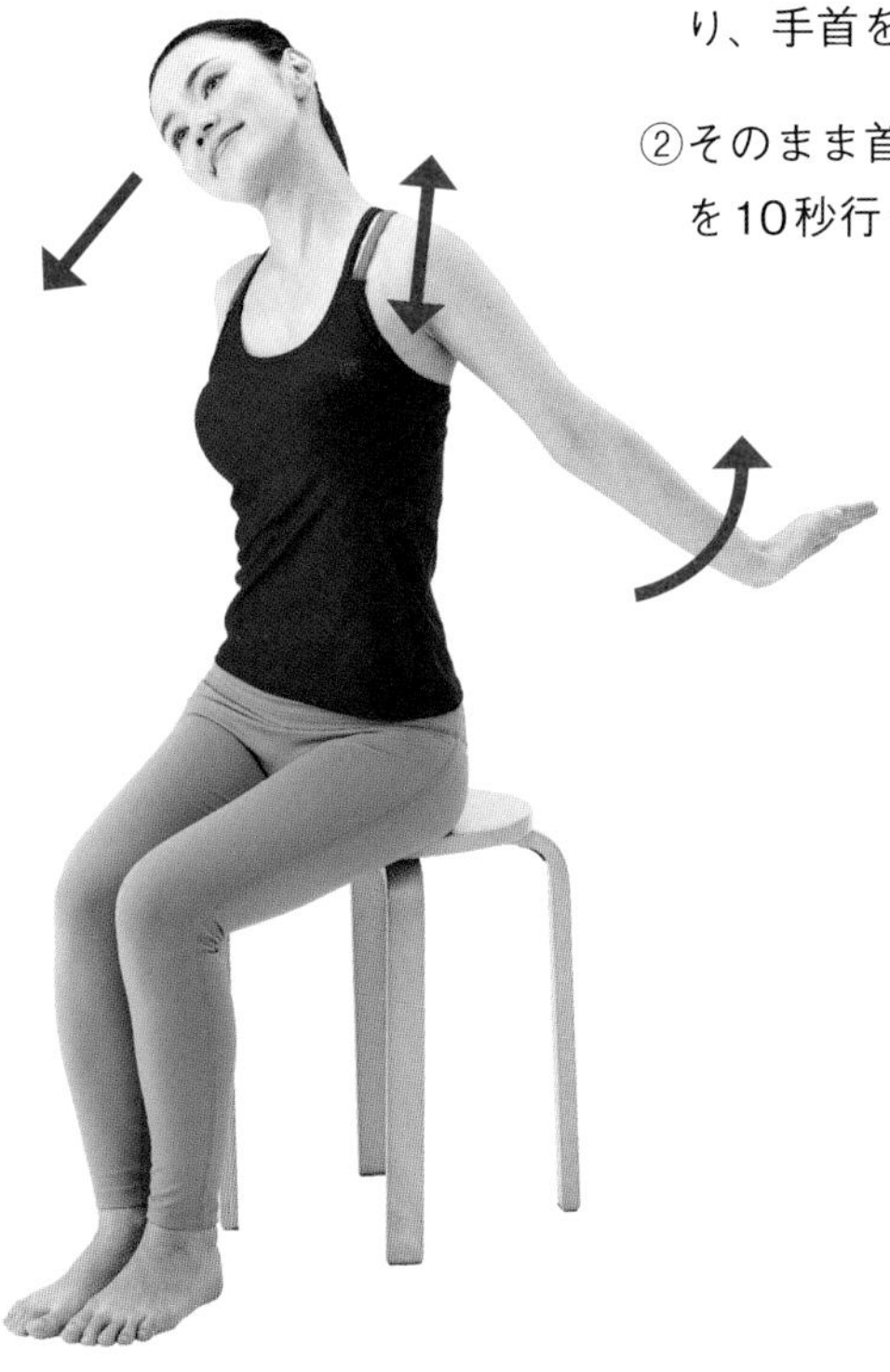

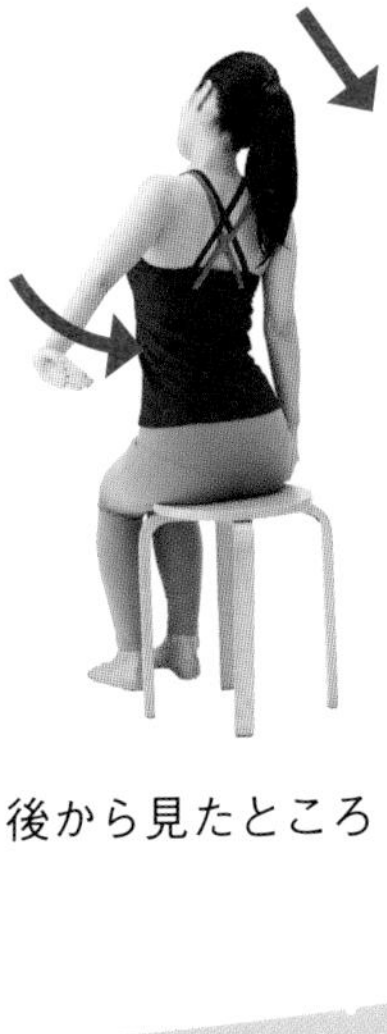

後から見たところ

第3章

「神経リリース」を効果的に！
体をいたわる「めぐり体操」

神経リリースとセットで効果を上げよう

みなさん、なにかしらストレッチをされたことがあると思います。腕を上げて背筋を伸ばしたり、肩をぐるぐる回すのもストレッチの一種です。

そもそも、ストレッチには筋肉を伸ばしたり、関節の動きをよくして可動域を広げる効果があります。それだけではなく、血流がよくなるので温まり、軽く汗がにじむようなことも経験されているのではないでしょうか。

当院では神経リリースとストレッチをセットで行うことをすすめています。これには、神経リリースで適度にゆるんだ筋肉を、ストレッチの効果でさらに本来の弾力のある状態に戻すねらいがあります。

そのうえ、筋肉が本来の弾力のある状態に近づくことで、神経リリースによってしびれが緩和した状態が長続きするのも大きなメリットです。

これから紹介するストレッチは、ひとりでできるものばかりで、時間は長くて2分ほど。短時間で手軽にできるので、毎日続けやすいと思います。ストレッチは「肩甲骨ぐるぐる」（P60）、「上半身ひねり」（P62）など、部分別に紹介しています。時間がないときは気になる部分だけでけっこうですが、余裕のあるときはすべてのストレッチを行うとしびれの改善や予防に効果が期待できます。

一度に全部をするのは大変ですから、朝はこれとこれ、夜はこれ、といったふうに分けて行ってもかまいません。

目安の回数を記していますが、時間がないときは回数に満たなくてもOK。どんなに回数が少なく時間が短くても、「やらないよりはやったほうが絶対にいい」のです。

めぐり体操❶

肩甲骨ぐるぐる

腕をぐるぐる前後ろに回しましょう。それだけで体はぽかぽかになります。

前回り
後ろ回り 各20秒
×
朝昼夜各1セット

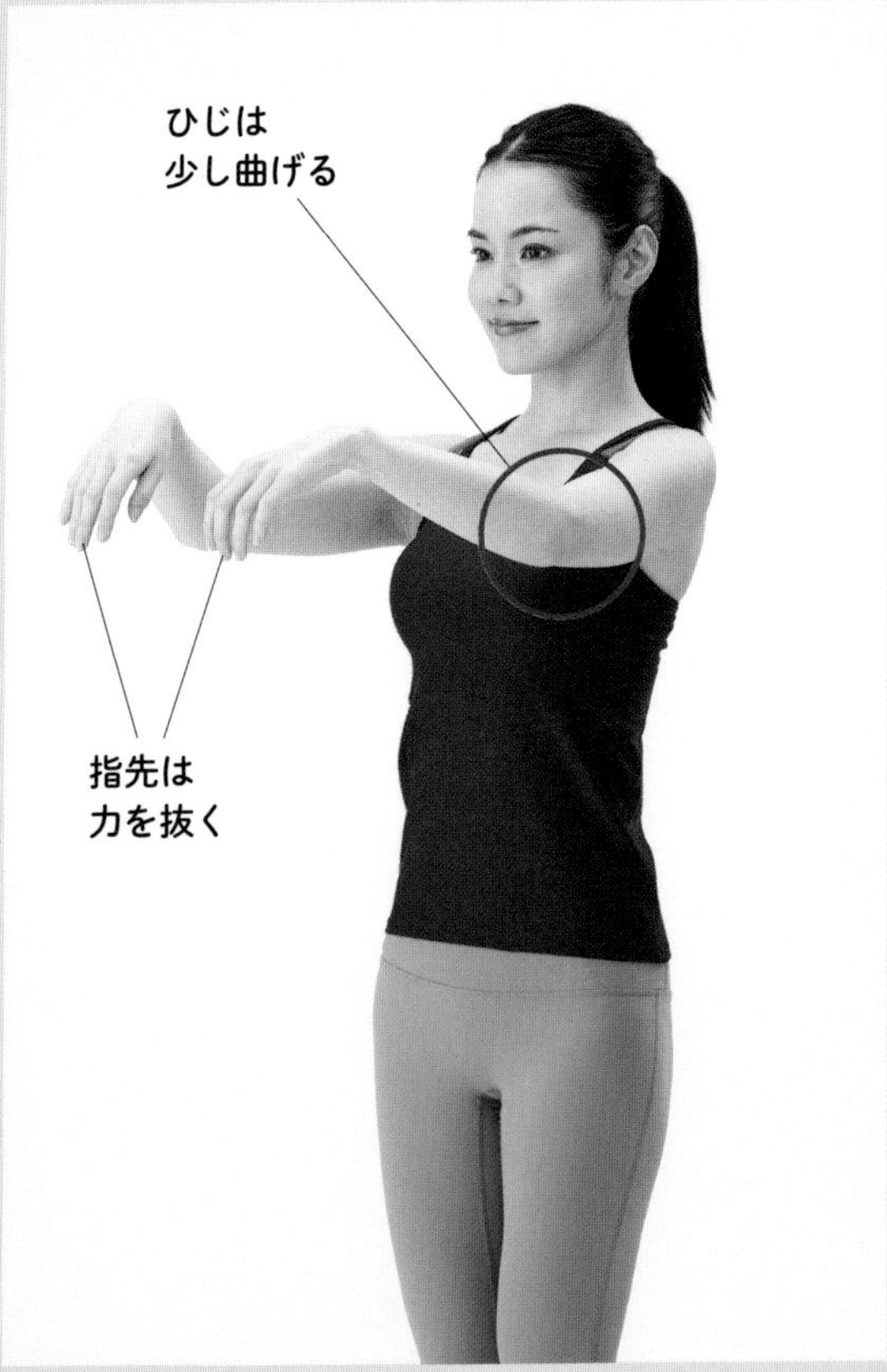

1

両腕を前方に肩の高さまで上げる。そのとき、ひじは少し曲がった状態にし、指先は力を抜く。イスに座ってもOK。

2

腕をクロールのように左右交互に、前から後ろにぐるぐる20秒回す。後ろから前にも同様に回す。

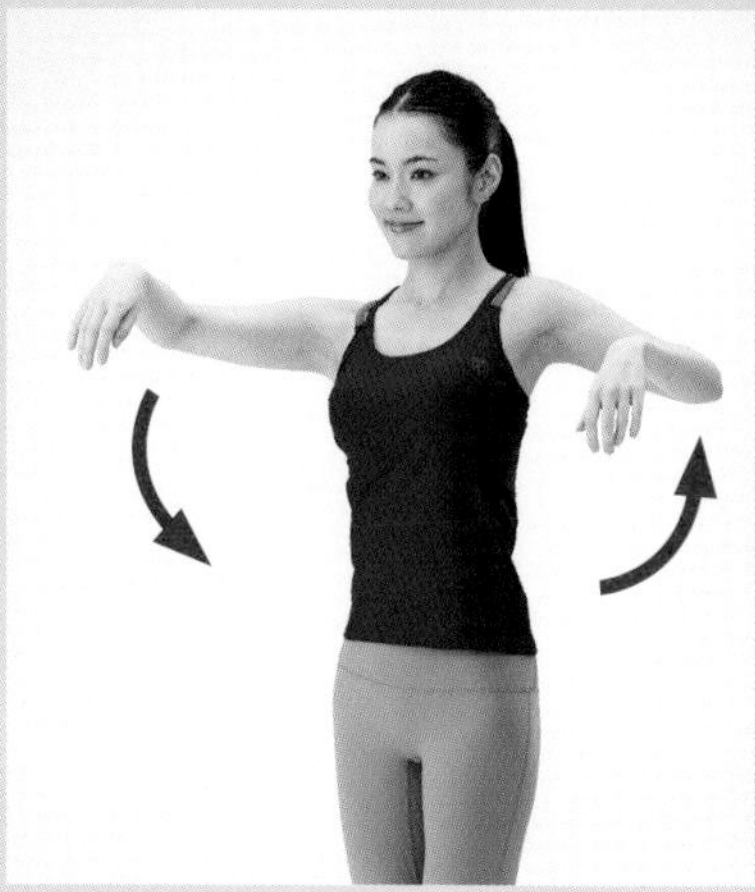

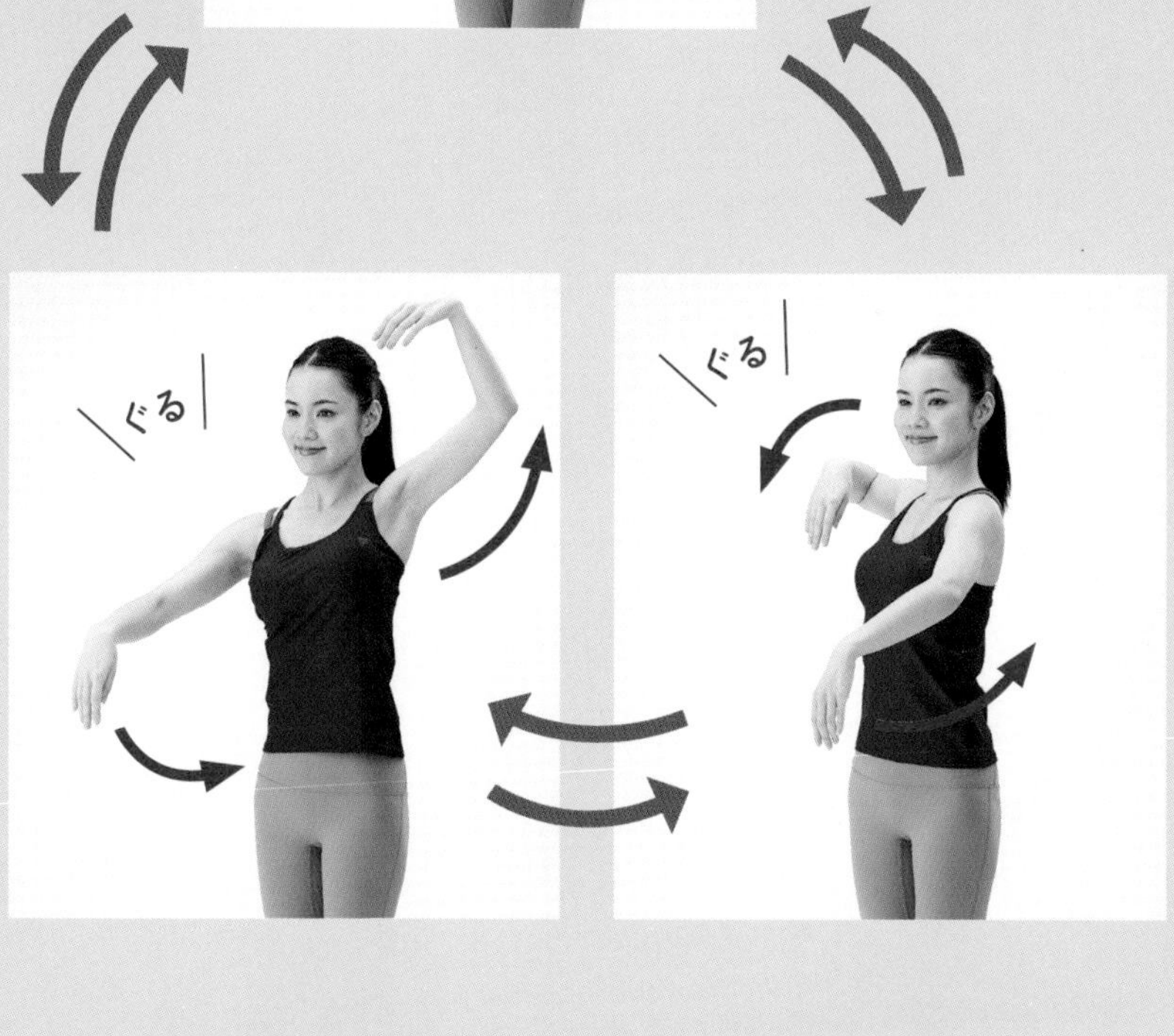

ポイント

腕を回すときは、肩甲骨を動かすように意識するとより効果的です。

めぐり体操❷

上半身ひねり

代謝がアップするエクササイズです。慣れるまではゆっくり体をひねりましょう。

30秒×1セット

1

イスに座り、両手を上げて体を少し前に倒してキープする。

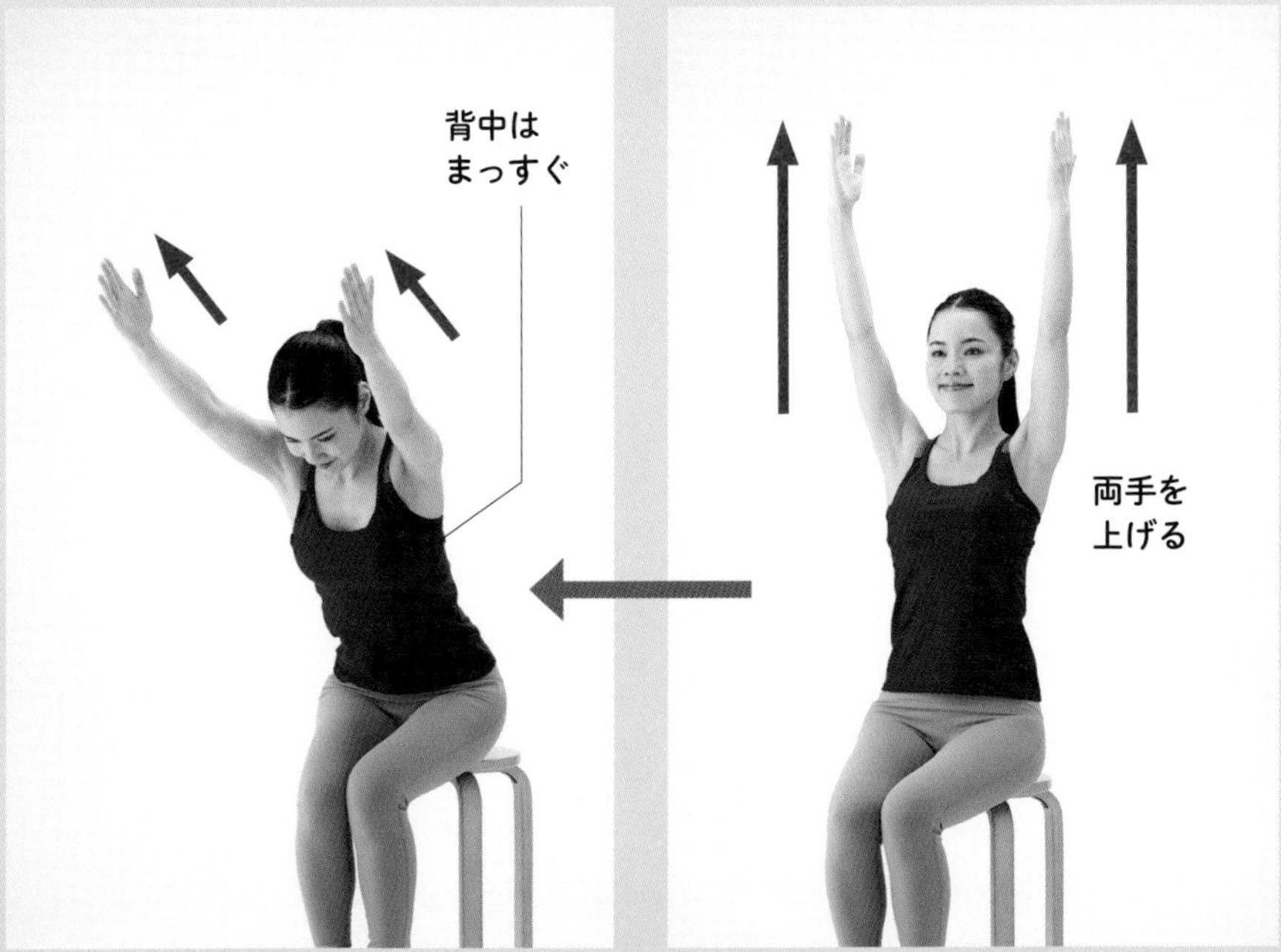

2

1の状態から上半身を開くようにして右にねじり、次に左にねじる。交互にねじる動きを30秒続ける。

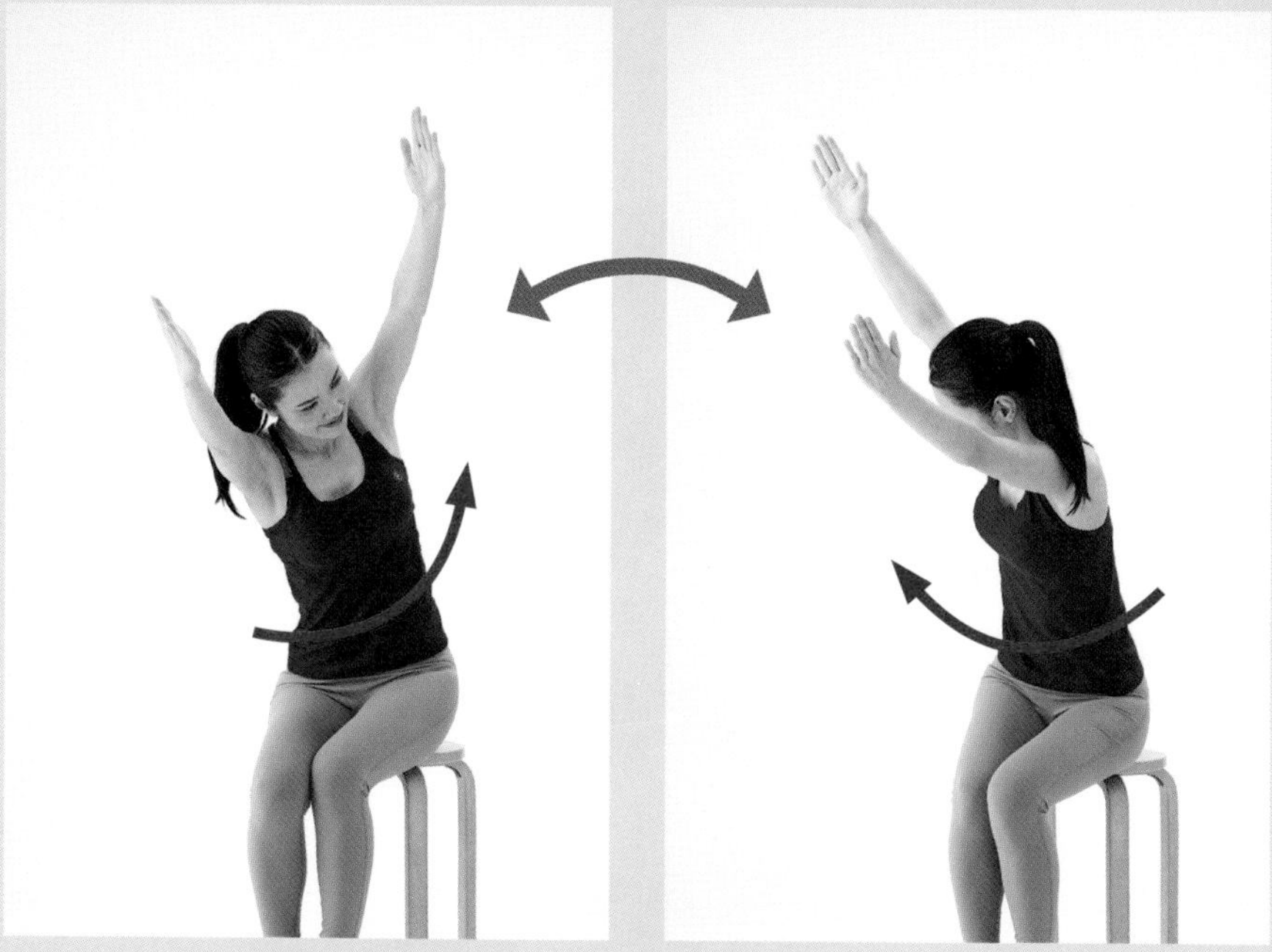

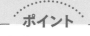

ポイント

視線は体をねじった方向に向けると上半身全体がねじれます。

めぐり体操❸

後ろ腕ひっぱり

猫背や巻き肩にも効果あり！ 上半身の血流やリンパのめぐりがよくなります。

30秒×1セット

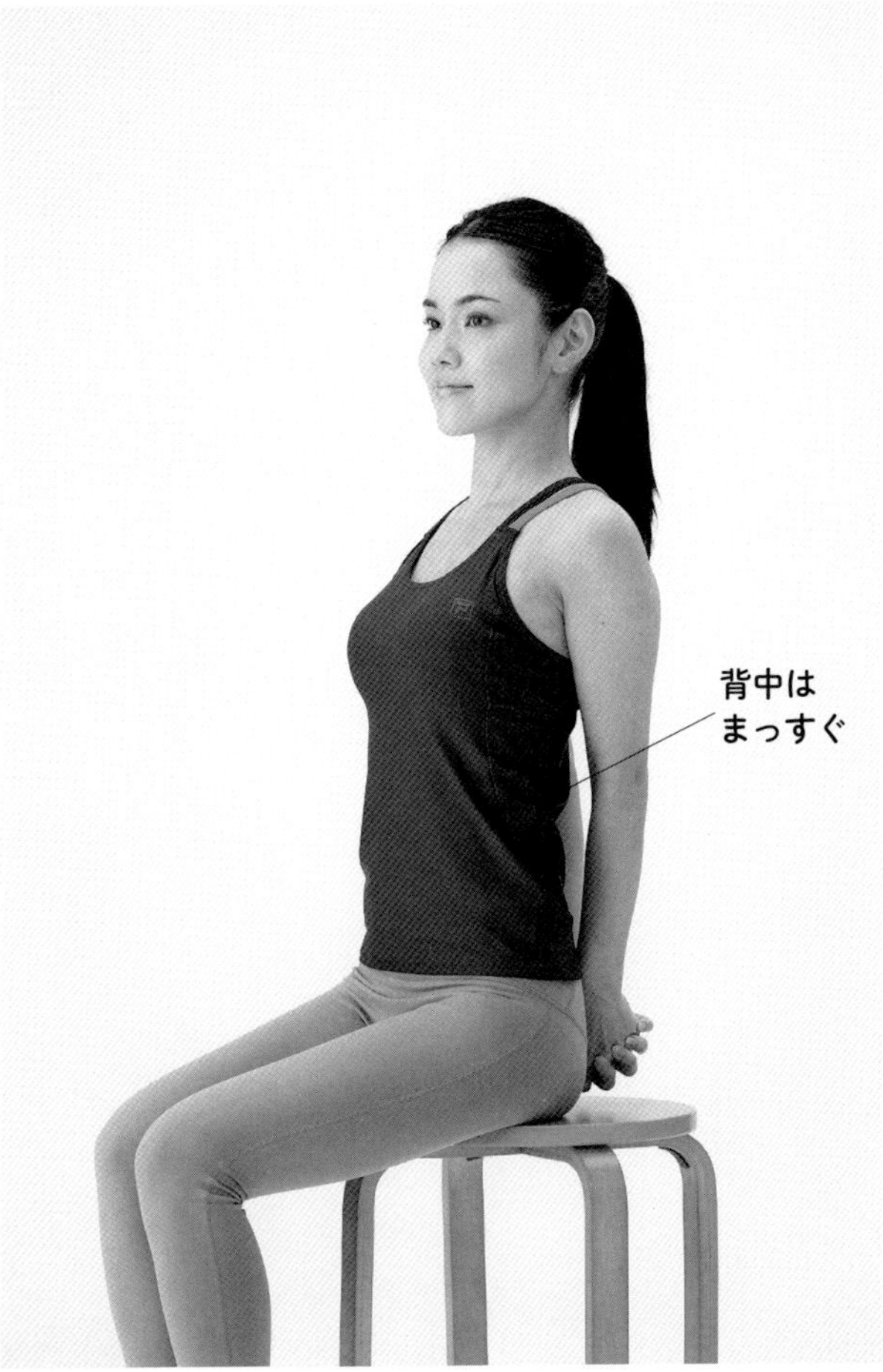

1

背もたれのないイスに座り、両腕を体の後ろで伸ばして、両手を組む。

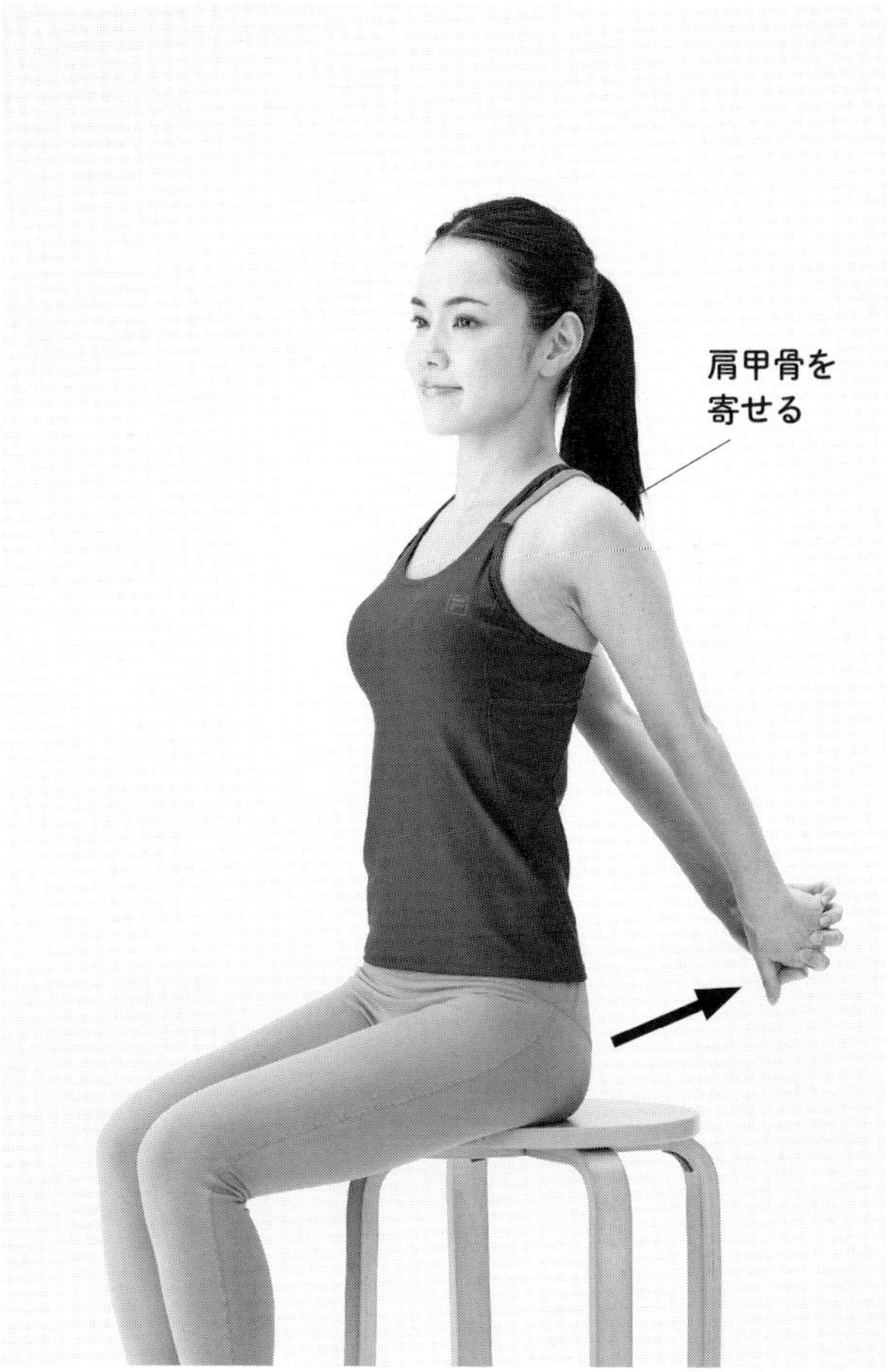

2

両手を後ろで組んだまま腕を伸ばす。肩甲骨を寄せるようにして、できるところまで両腕を上げて30秒キープする。

めぐり体操❹

背骨ストレッチ

肩甲骨が外側に動くように意識して行いましょう。

左右各10秒×1セット

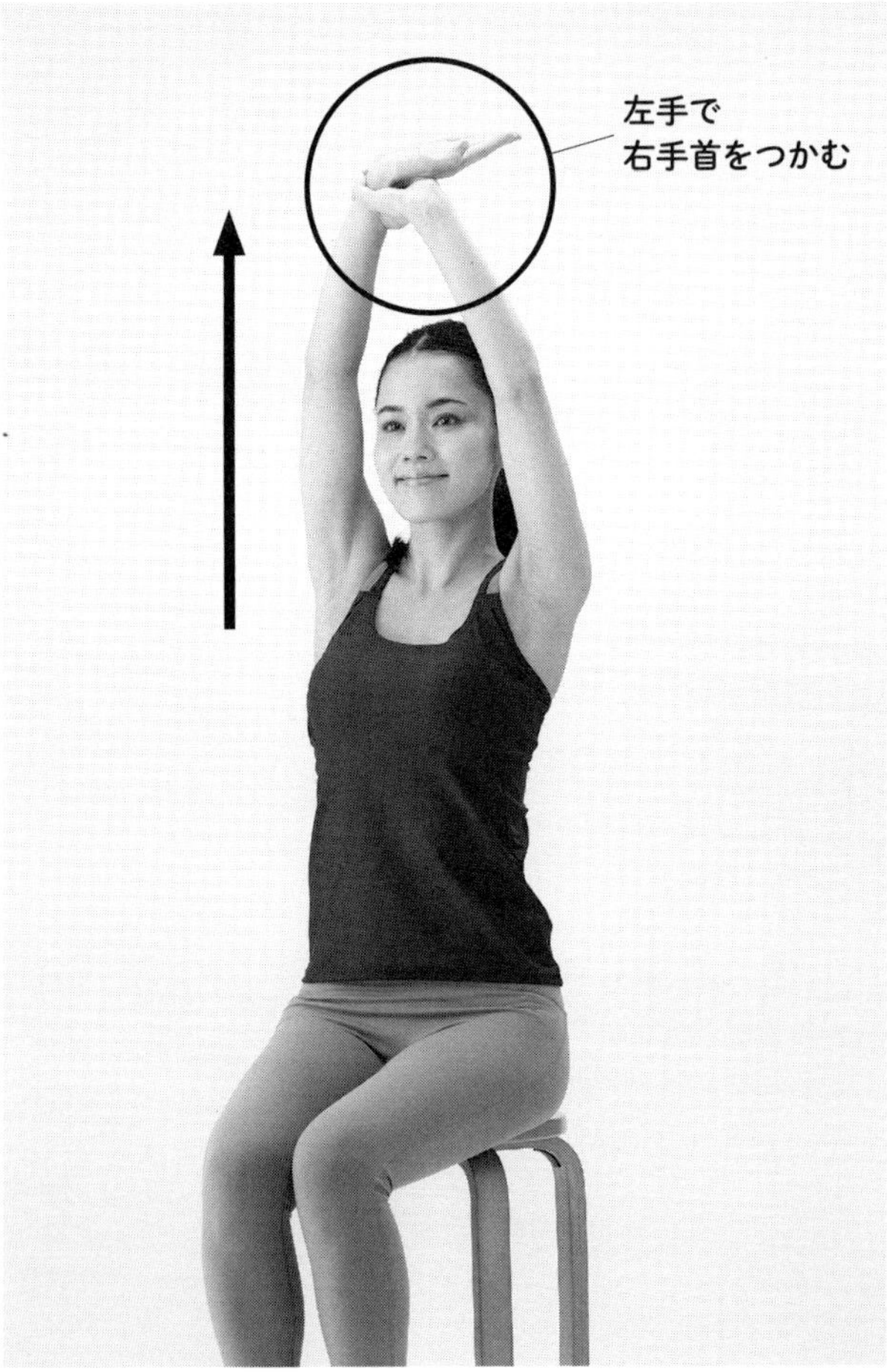

1

イスに座り、両腕を上げ、右の手のひらが上を向くようにし、左手で右の手首をつかむ。

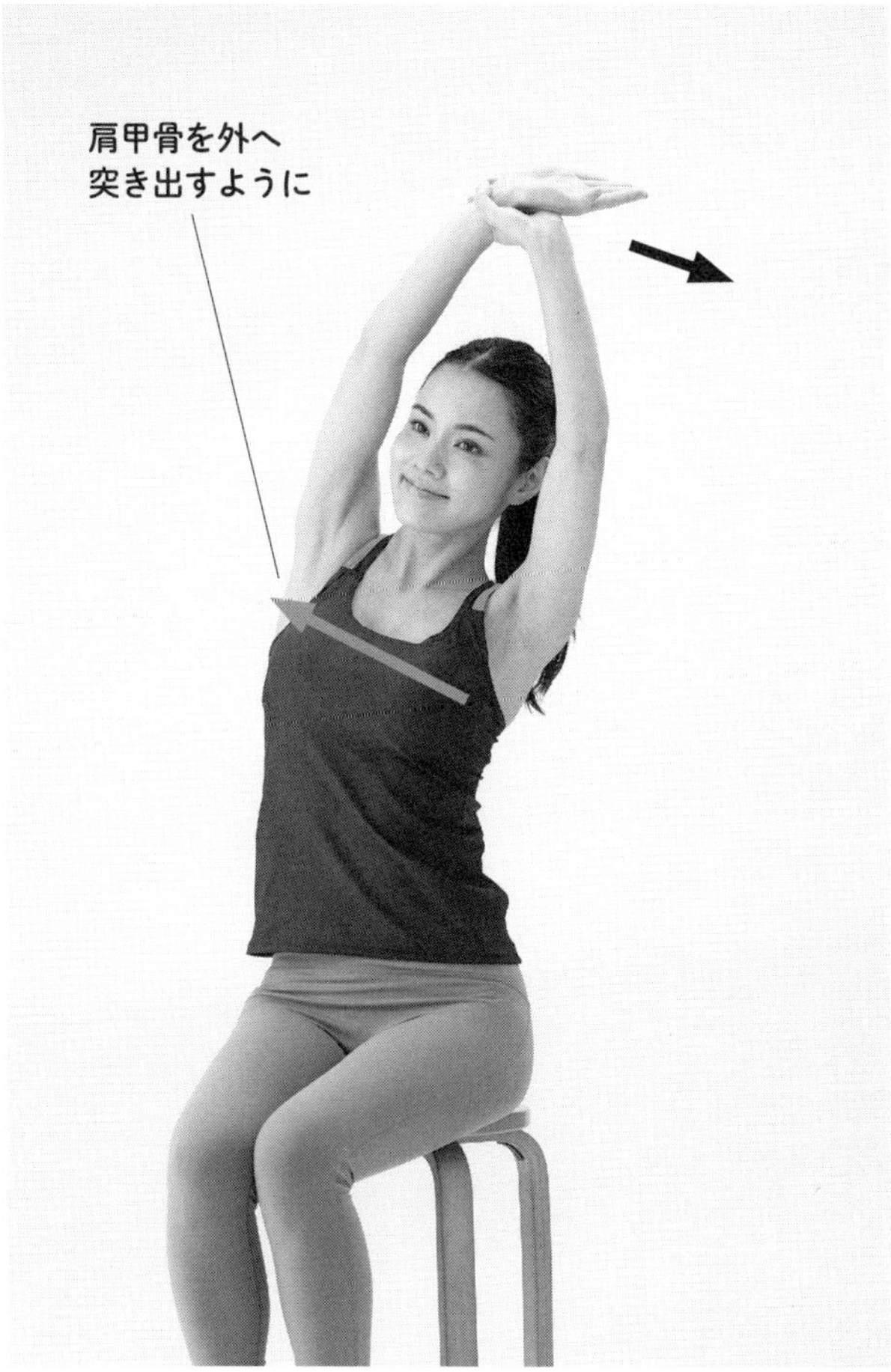

2

左手でつかんでいる右手をひっぱりながら、右側の肩甲骨を外へ突き出すようにして体側を伸ばす。その状態で10秒キープする。反対側も同様に行う。

めぐり体操❺

壁ピタ腕伸ばし

壁に手をつけて、腕全体を伸ばしていきます。「イタ気持ちいい」を目安に行いましょう。

左右各30秒
×
1セット

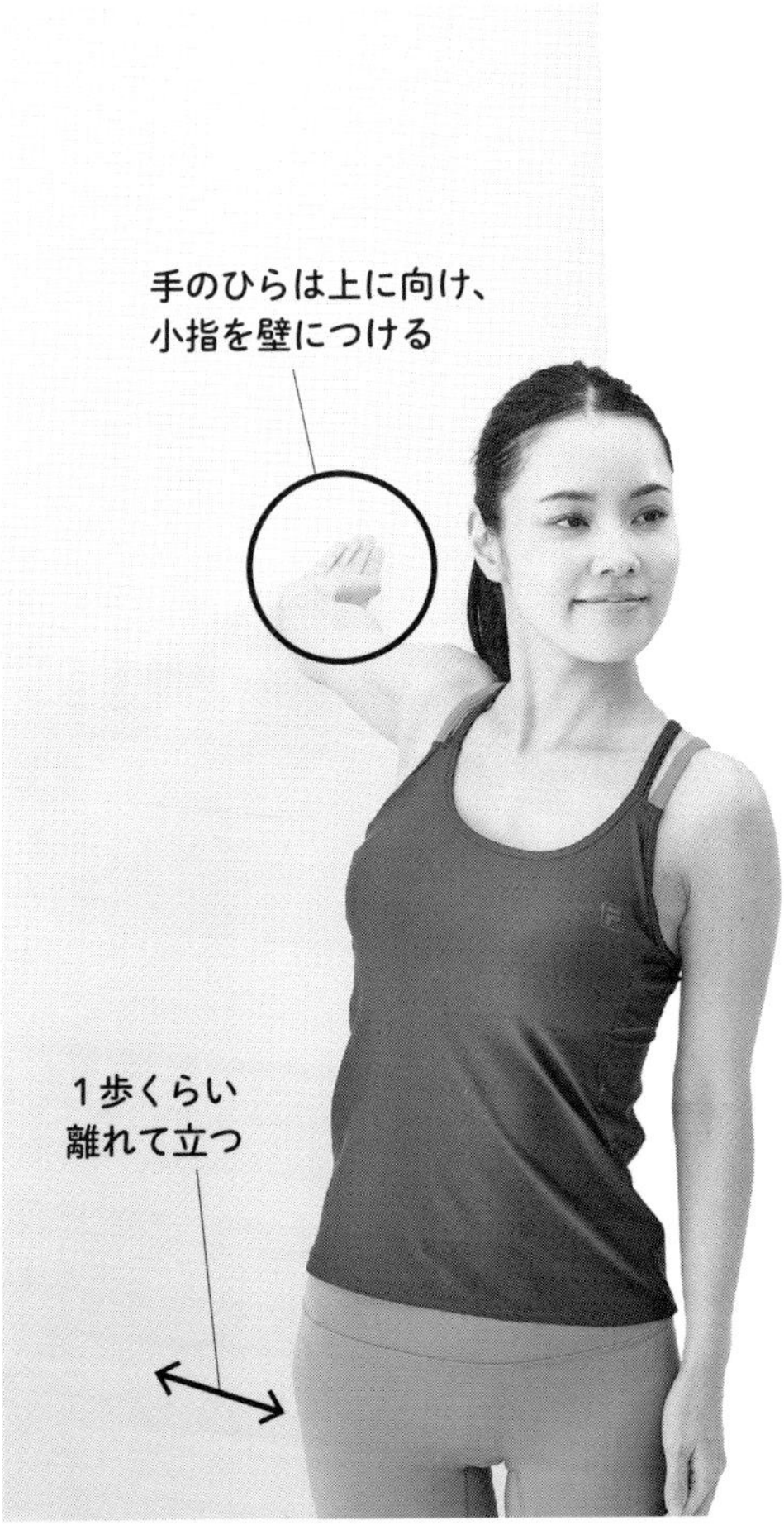
手のひらは上に向け、
小指を壁につける
1歩くらい
離れて立つ

1

壁から1歩くらいはなれたところに、壁に平行に立つ。右腕を、手のひらを上に向けて後方に伸ばす。壁に小指側をつけて10秒キープする。

2

手の指を上に向けて右の手のひらを壁にぴったりつける。手は壁につけたまま腕を伸ばし、体を壁と反対の方向にひねって10秒キープする。

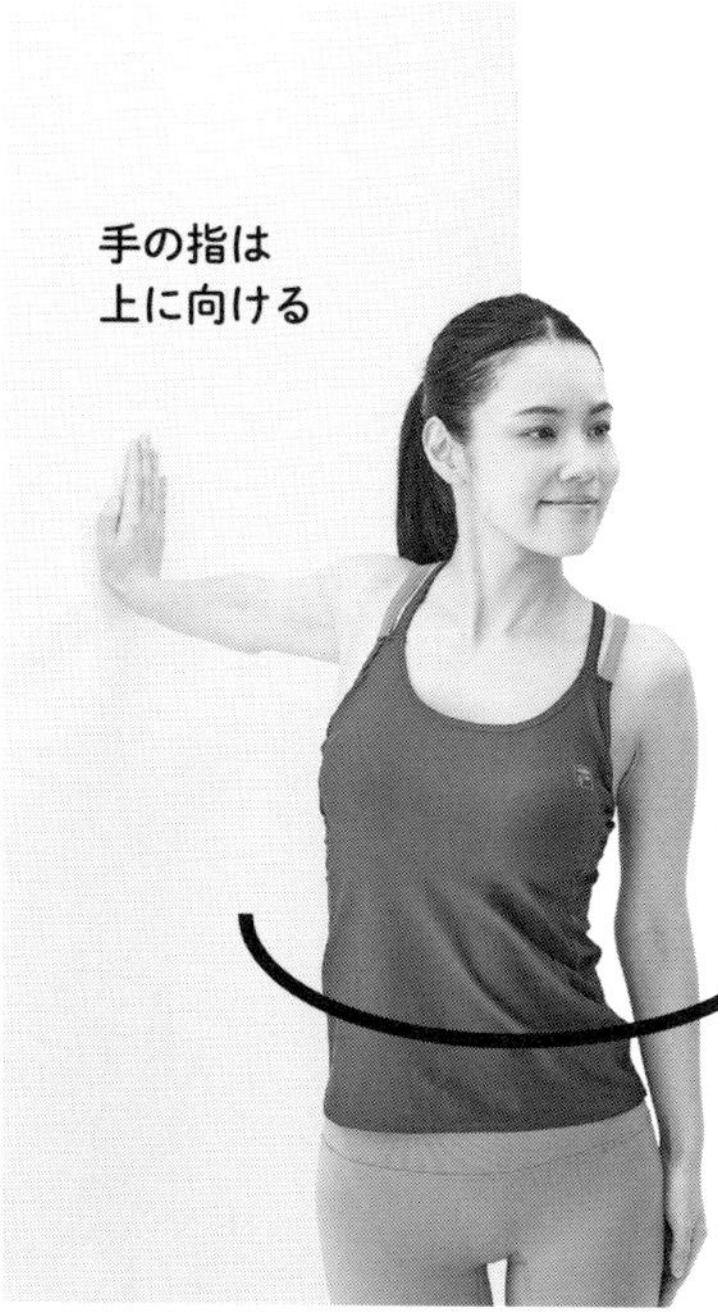

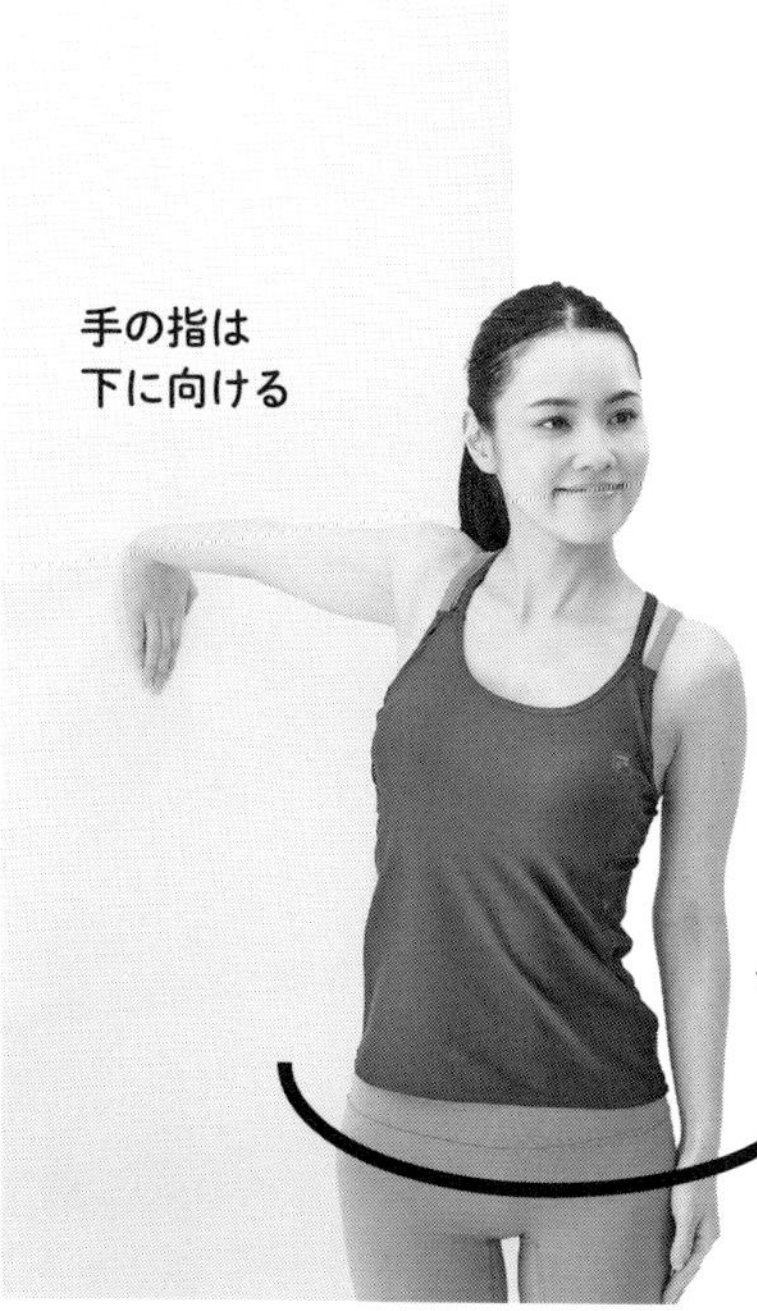

3

手の指を下に向けて右の手のひらを壁にぴったりつける。手は壁につけたまま腕を伸ばし、体を壁と反対の方向にひねって10秒キープする。反対側も同様に行う。

めぐり体操⑥

1歩踏み出しエクササイズ

腕と足を同時に動かすエクササイズです。全身の血液がめぐりだします。

30秒
×
2セット

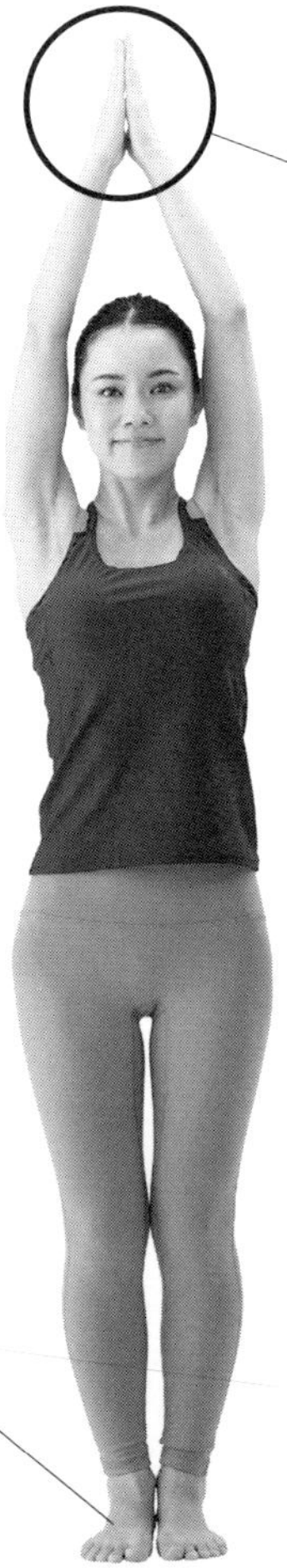

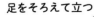

1

足をそろえて立ち、両手を上げて手のひらを合わせる。

2

ひじを曲げながら両腕を左右に開くようにする（手のひらは外向きに）。両腕を下ろすタイミングで、右足をひざを曲げながら1歩前に出す。**1**の状態に戻り、反対側の足も同様に1歩前に出す。交互に1歩踏み出す動きを30秒続ける。

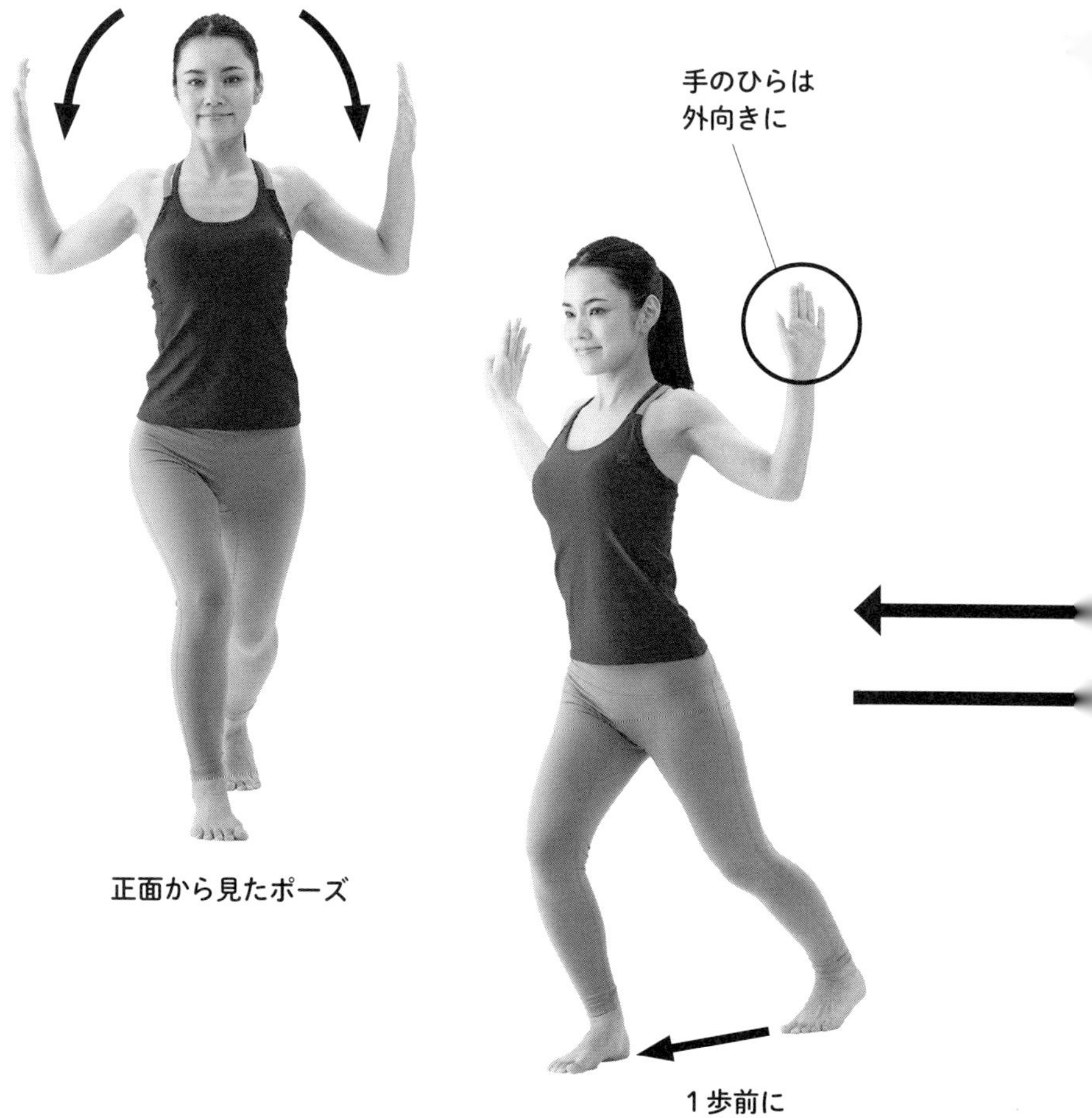

正面から見たポーズ

ポイント

よりダイナミックな動きを意識すると、代謝アップにつながります。

めぐり体操❼

つま先立ち足踏み

末端のつま先を動かすことで、下半身の老廃物が流れてむくみなどがスッキリします。

1分
×
2セット

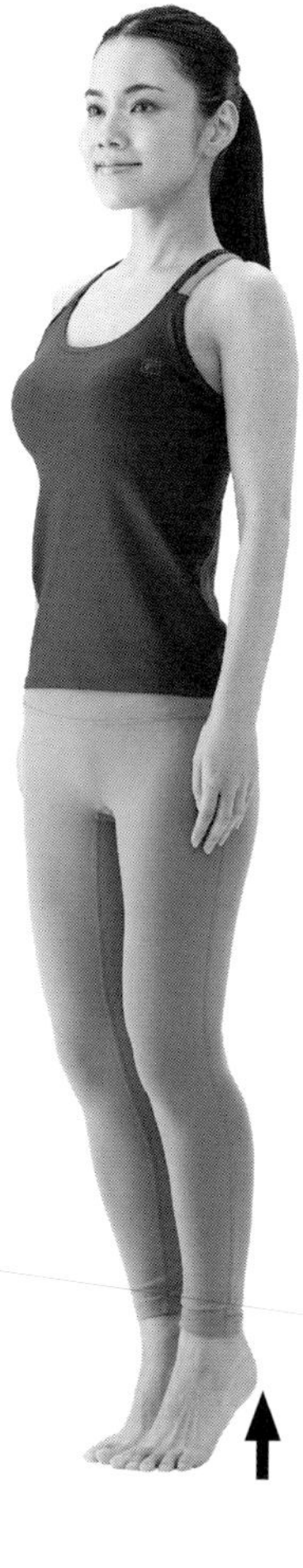

1

足をそろえて立ち、つま先立ちになる。ふらついてしまう場合は壁などに手をつけて体を安定させるようにする。

2 つま先立ちのまま、片方のかかとを交互に上げ下げする。その場でリズミカルに1分続ける。

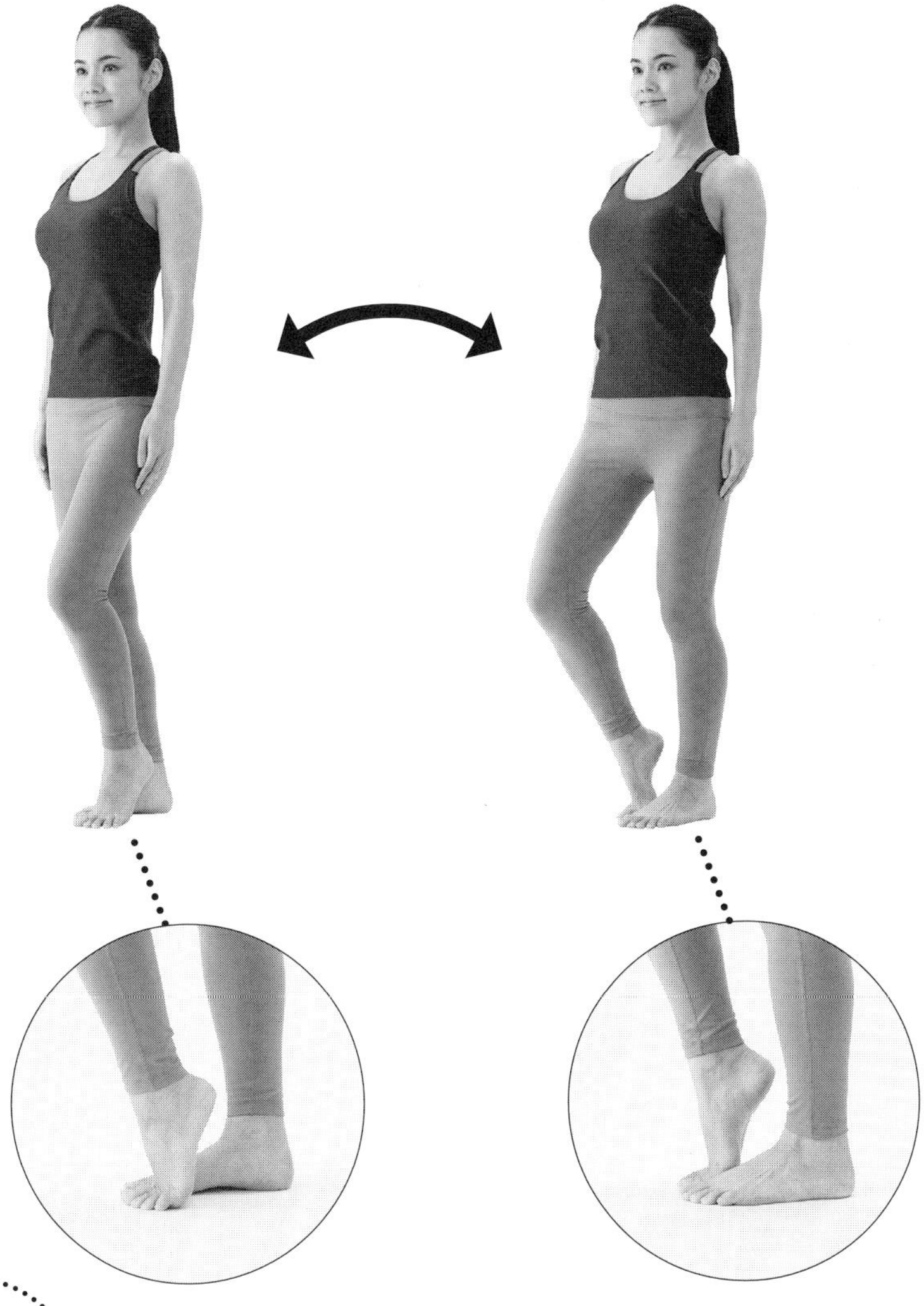

ポイント

軽くはねる、跳ぶ一歩手前くらいのイメージで行いましょう。慣れてきたら、2セット目は、軽くジャンプするように足踏みをすると、下半身全体の筋肉を使うことになり、より効果がアップ。

めぐり体操❽

全身ひねり

全身の代謝が上がるエクササイズです。ゆっくりとした動きから始め、慣れてきたらスピードを少し上げて行いましょう。

左右各15秒×1セット

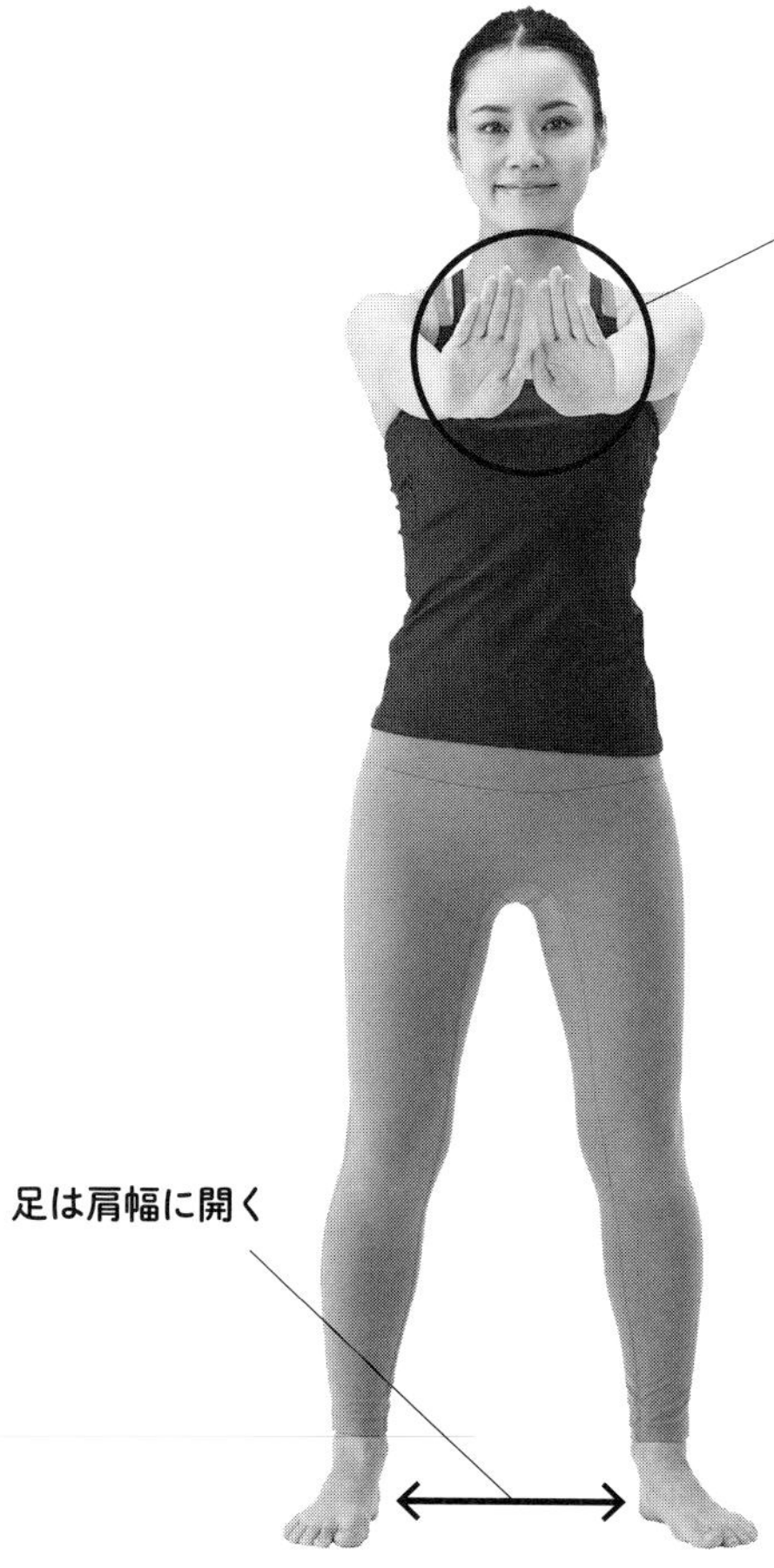

1

両足を肩幅に開いて立つ。両腕は前に伸ばし、手のひらを立てる。

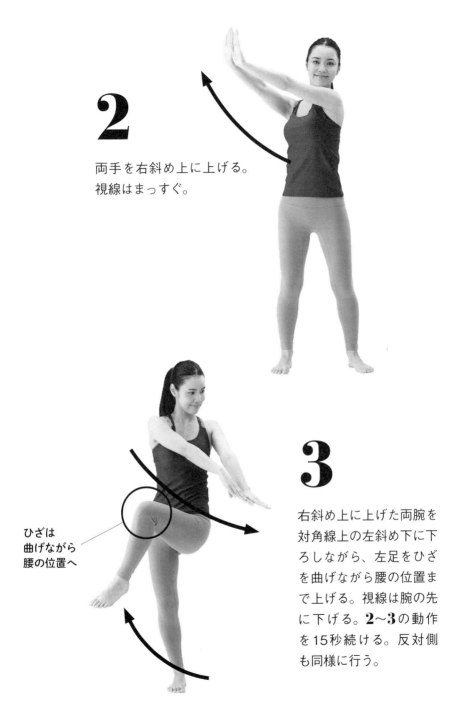

2

両手を右斜め上に上げる。
視線はまっすぐ。

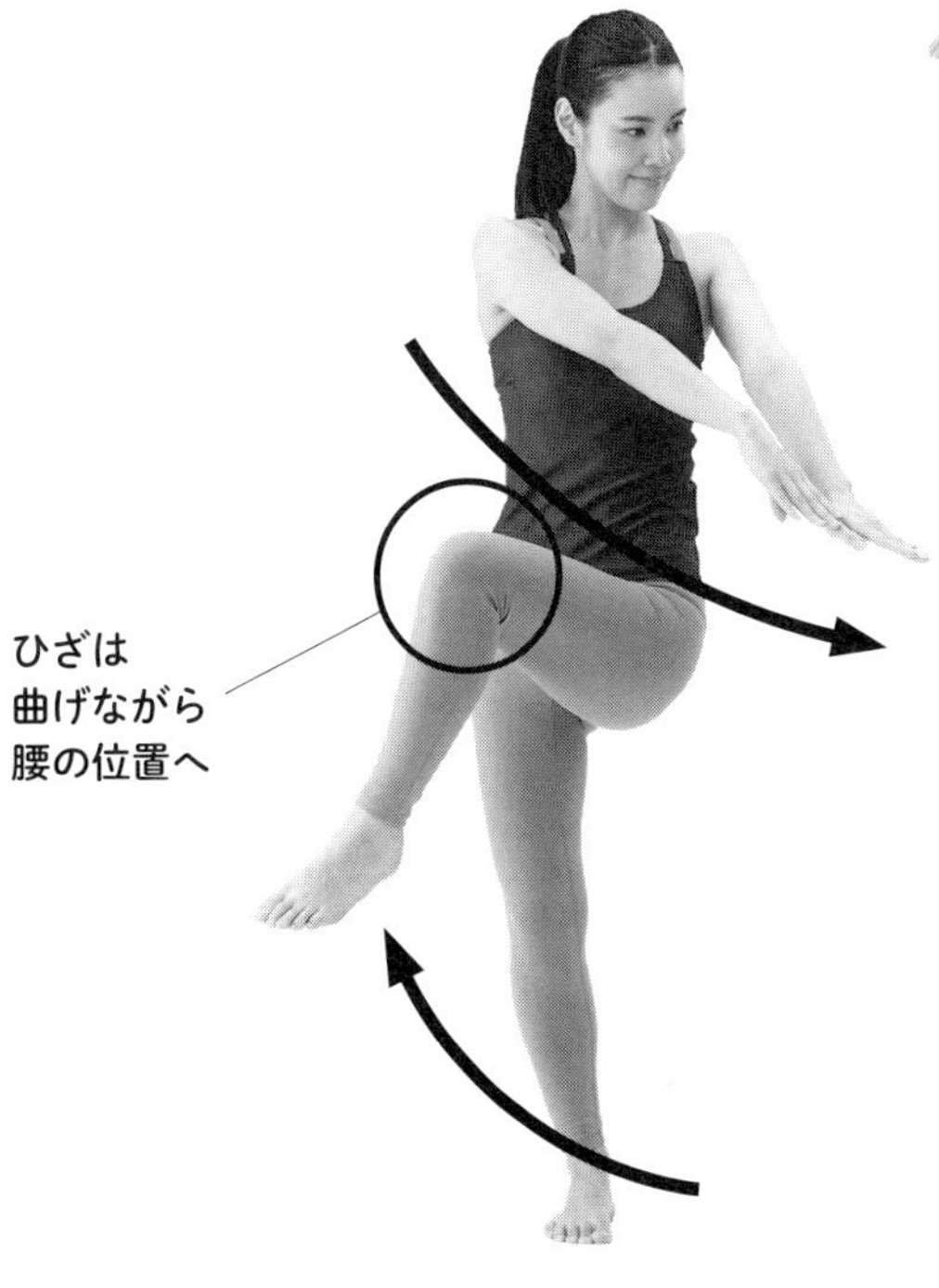

3

右斜め上に上げた両腕を対角線上の左斜め下に下ろしながら、左足をひざを曲げながら腰の位置まで上げる。視線は腕の先に下げる。**2**〜**3**の動作を15秒続ける。反対側も同様に行う。

めぐり体操❾

両足パタパタ

股関節のリンパを流すことで、圧迫されていた神経の解放が期待できます。

30秒 × 2セット

1

床に座り、両手を体の後ろ側について体を支えながら、両足を曲げて肩幅くらいに開く。視線は水平に。

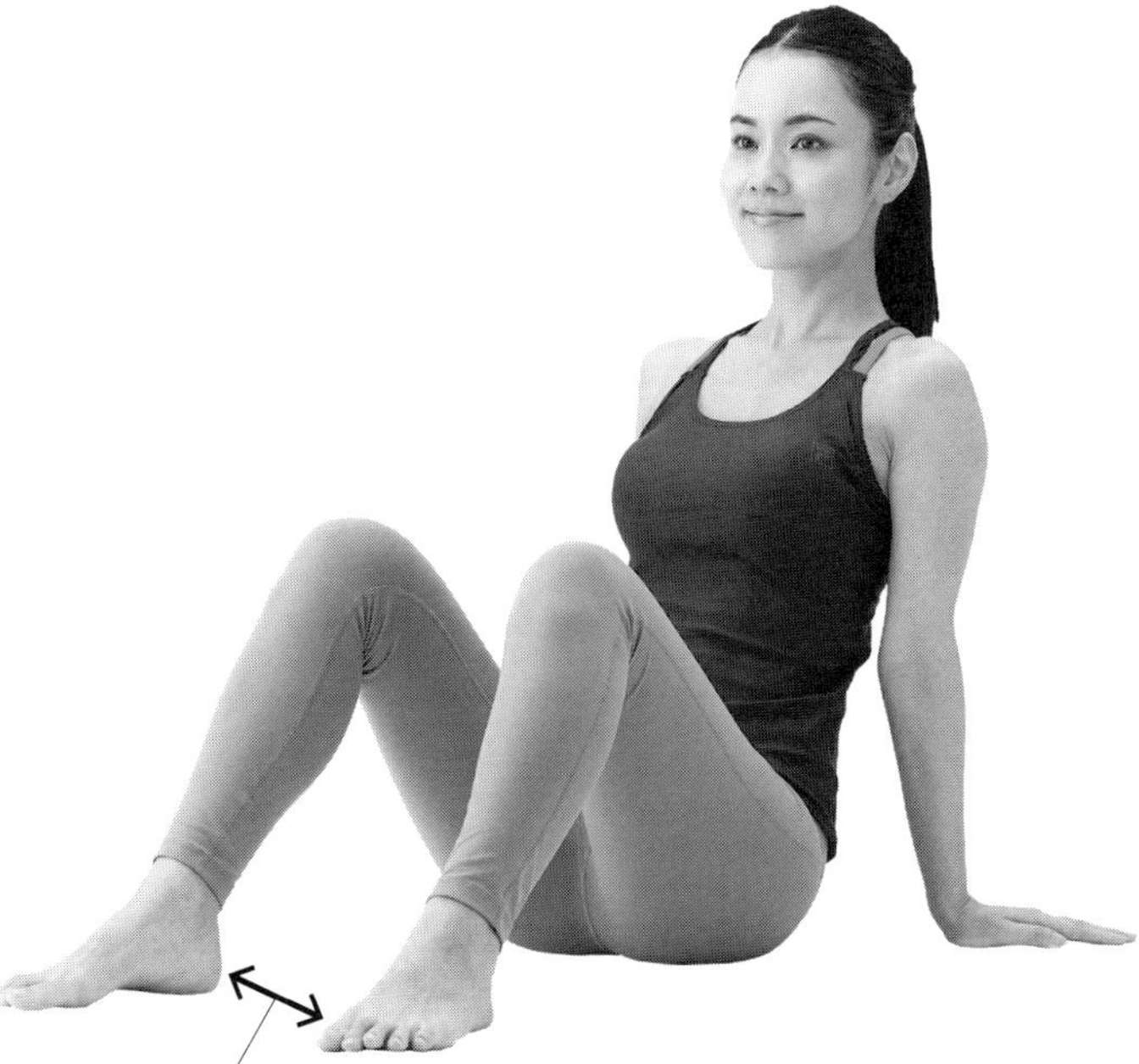

足は肩幅くらいに開く

2 ひざを立てたまま、右足を内側に倒して元に戻し、反対側の足も同様に内側に倒して元に戻す。この動きを繰り返し30秒行う。

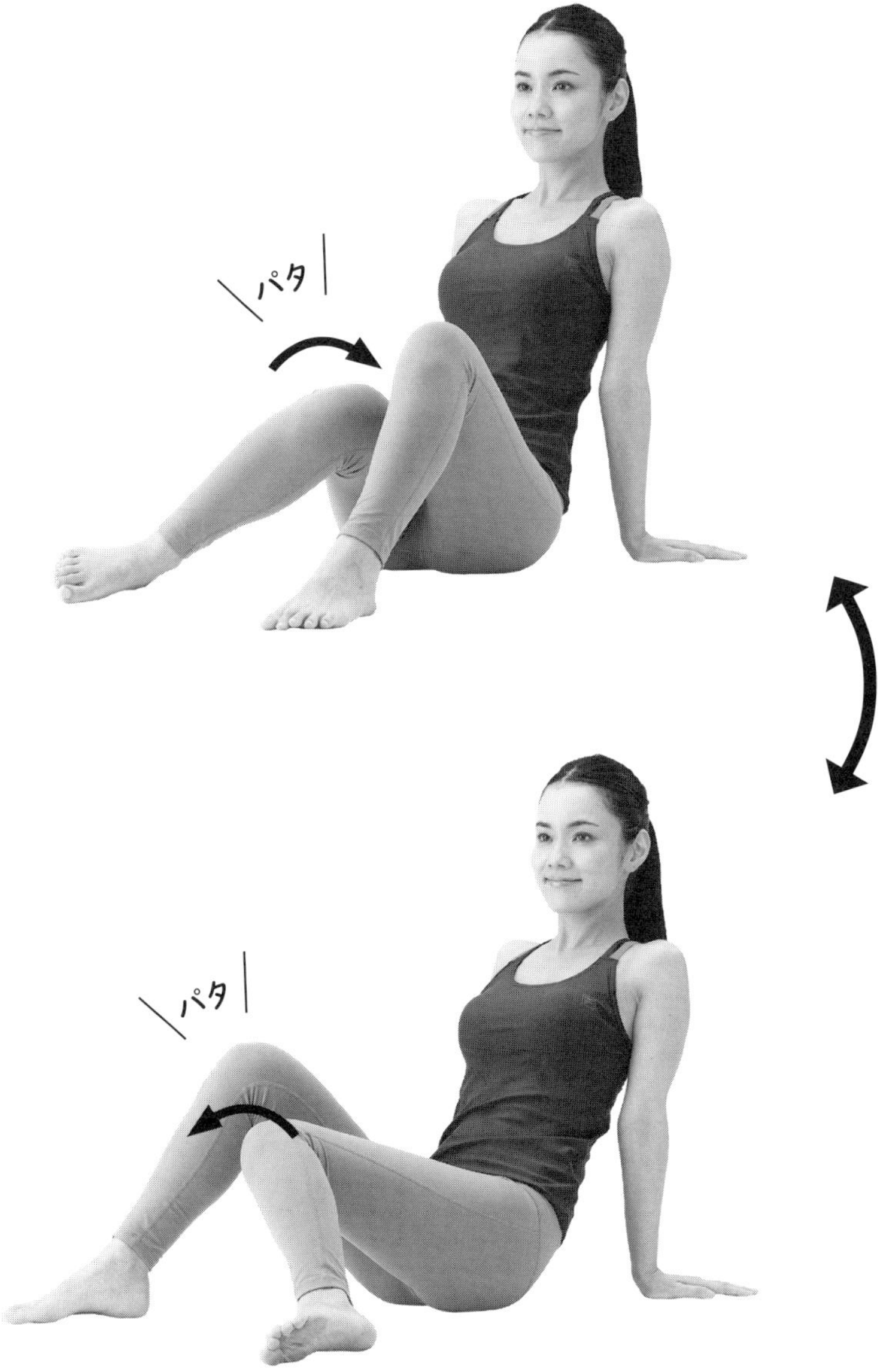

めぐり体操⑩

足スッキリ伸ばし

簡単な自重ストレッチです。ふくらはぎや太ももの裏側の部分がしっかり伸びているか感じながら行いましょう。

左右各**40**秒
×
2セット

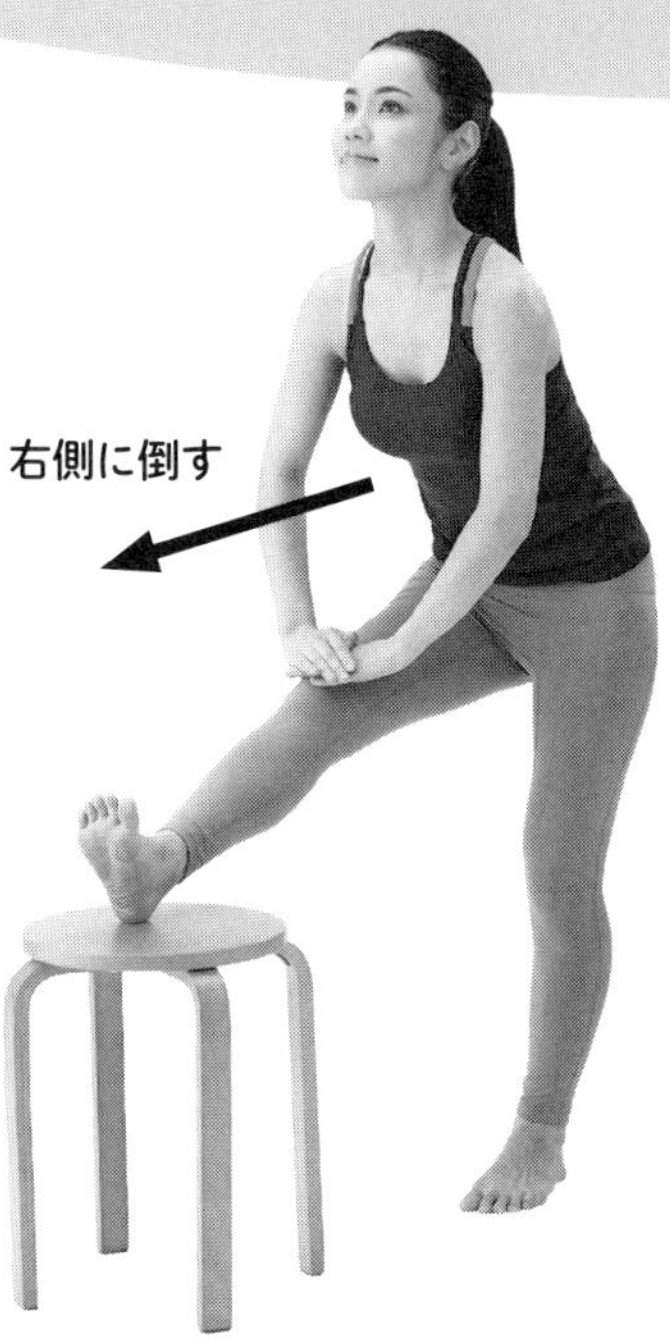

1

イスに右のかかとを足を伸ばした状態で乗せる。両手を太ももやひざにおき、体は右足の方向に少し倒して10秒キープする。

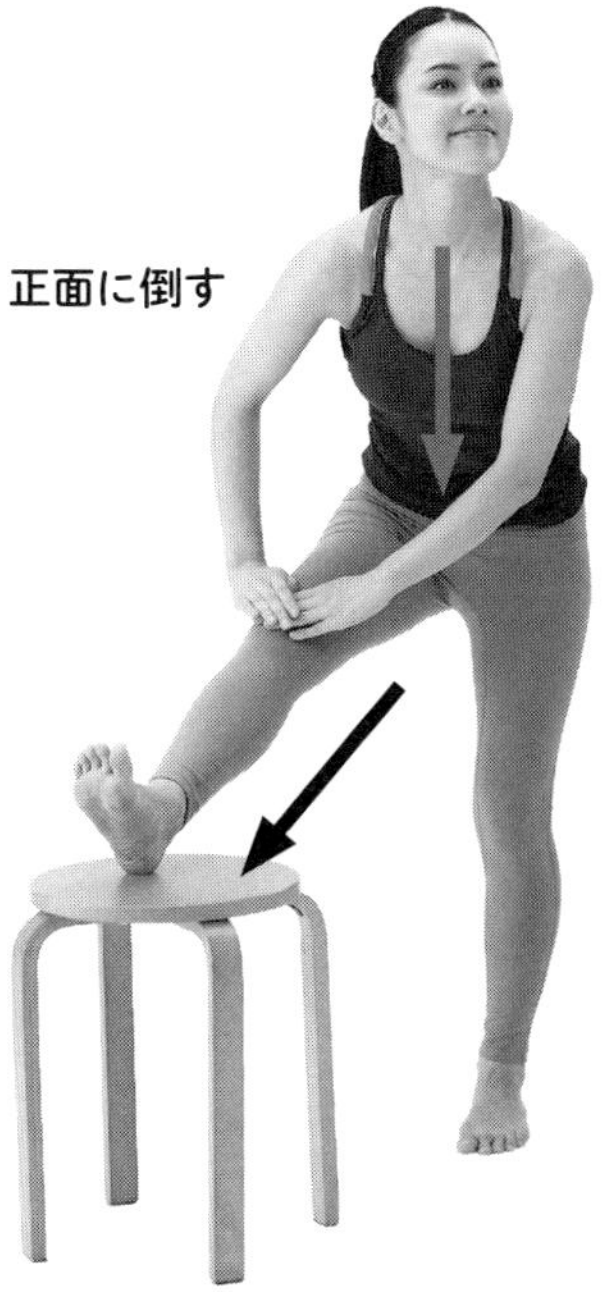

2

右足は**1**の状態で、体が正面を向くようにする。正面方向に少し体を倒して10秒キープする。

3

右足は伸ばしたまま足先だけ外側に開く。体は右足の方向に少し倒して10秒キープする。

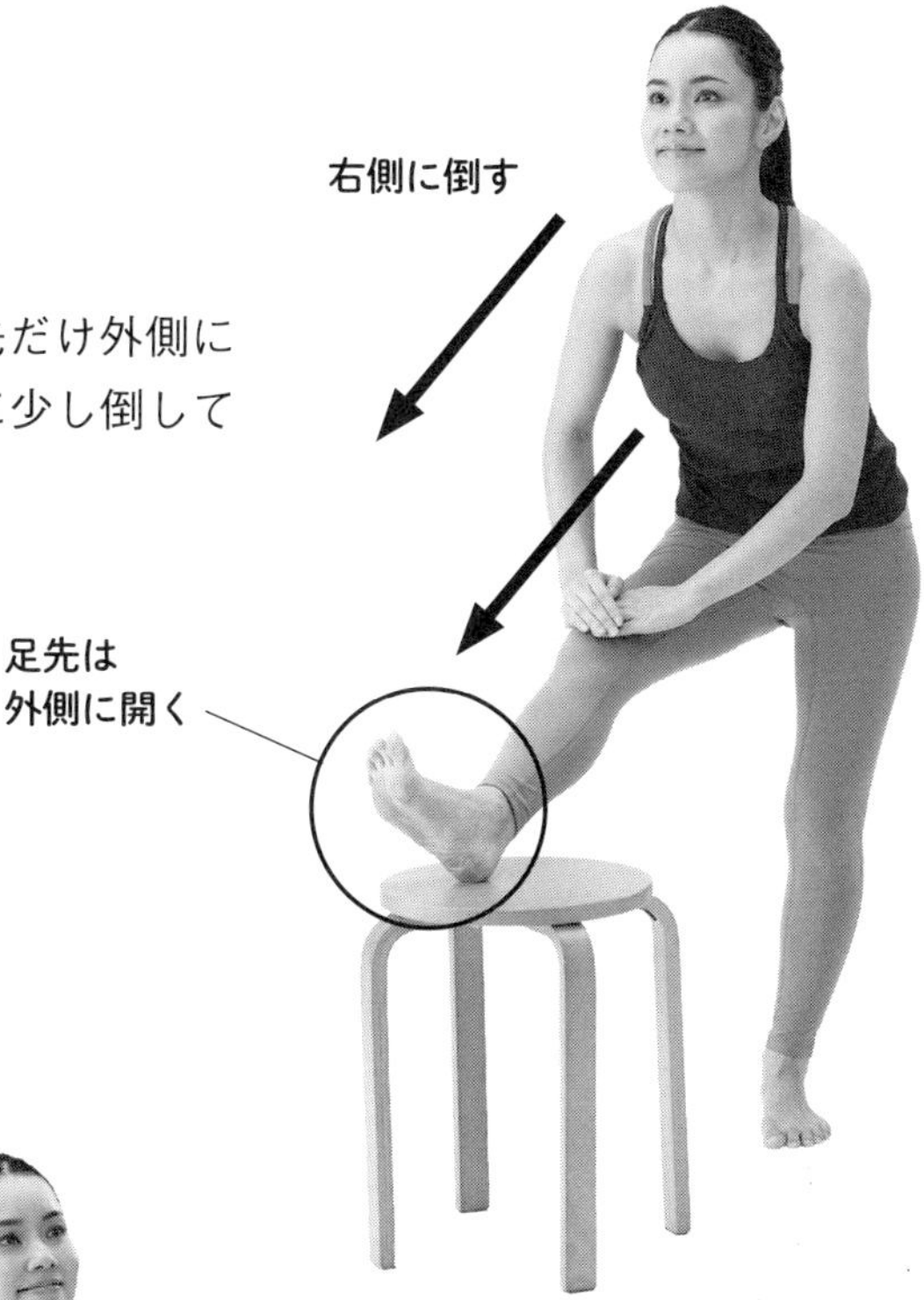

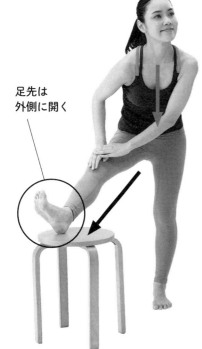

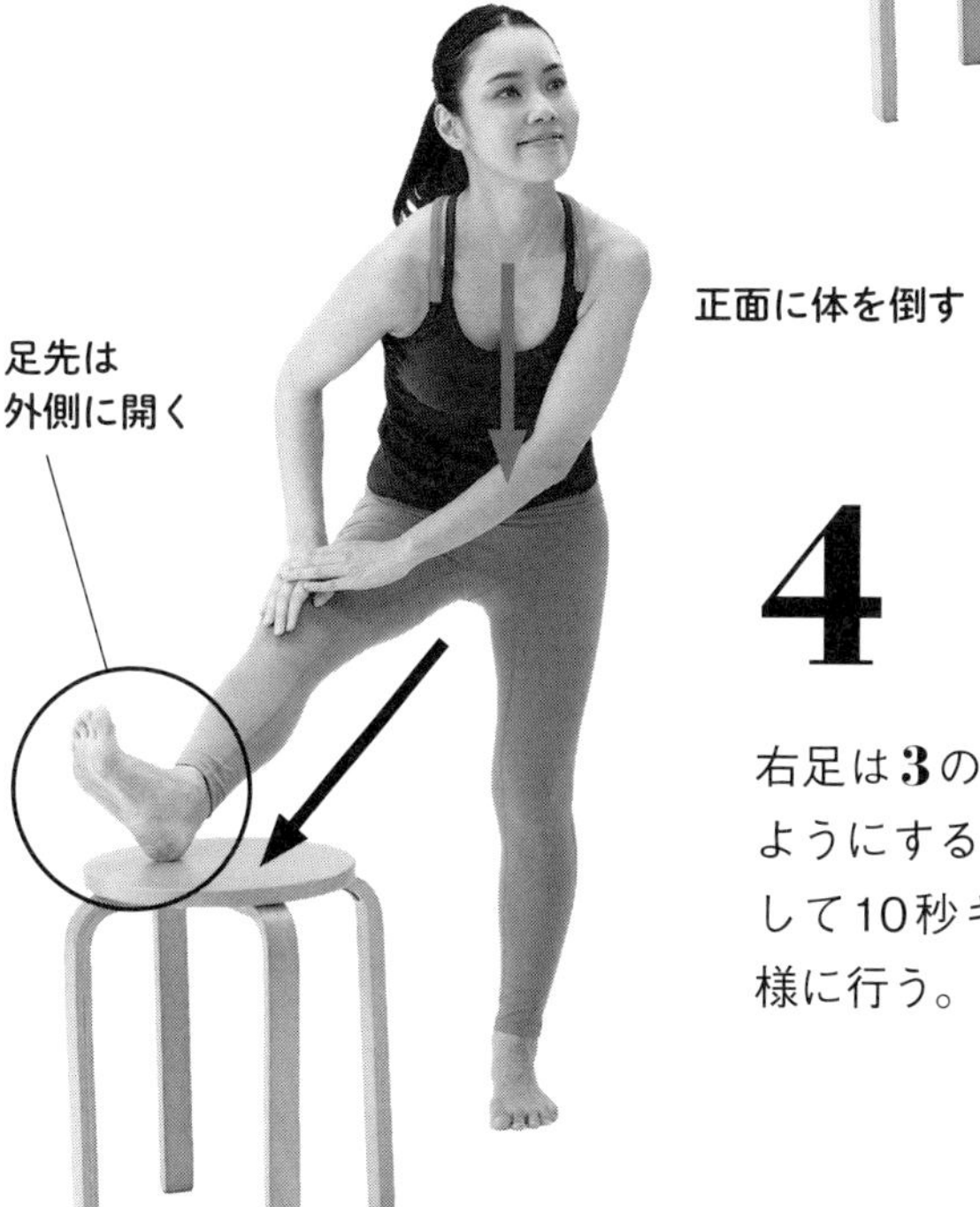

4

右足は**3**の状態で、体が正面を向くようにする。正面方向に少し体を倒して10秒キープする。反対側も同様に行う。

Column 2

いつでもどこでもエクササイズ

下半身編 ふくらはぎギュー

座った状態が続くと足が重くなってつらいですね。もし、机の下など誰も見ていない状況なら、ここで紹介する足の血流をよくするエクササイズを行ってみてください。むくみ予防・改善に最適です。

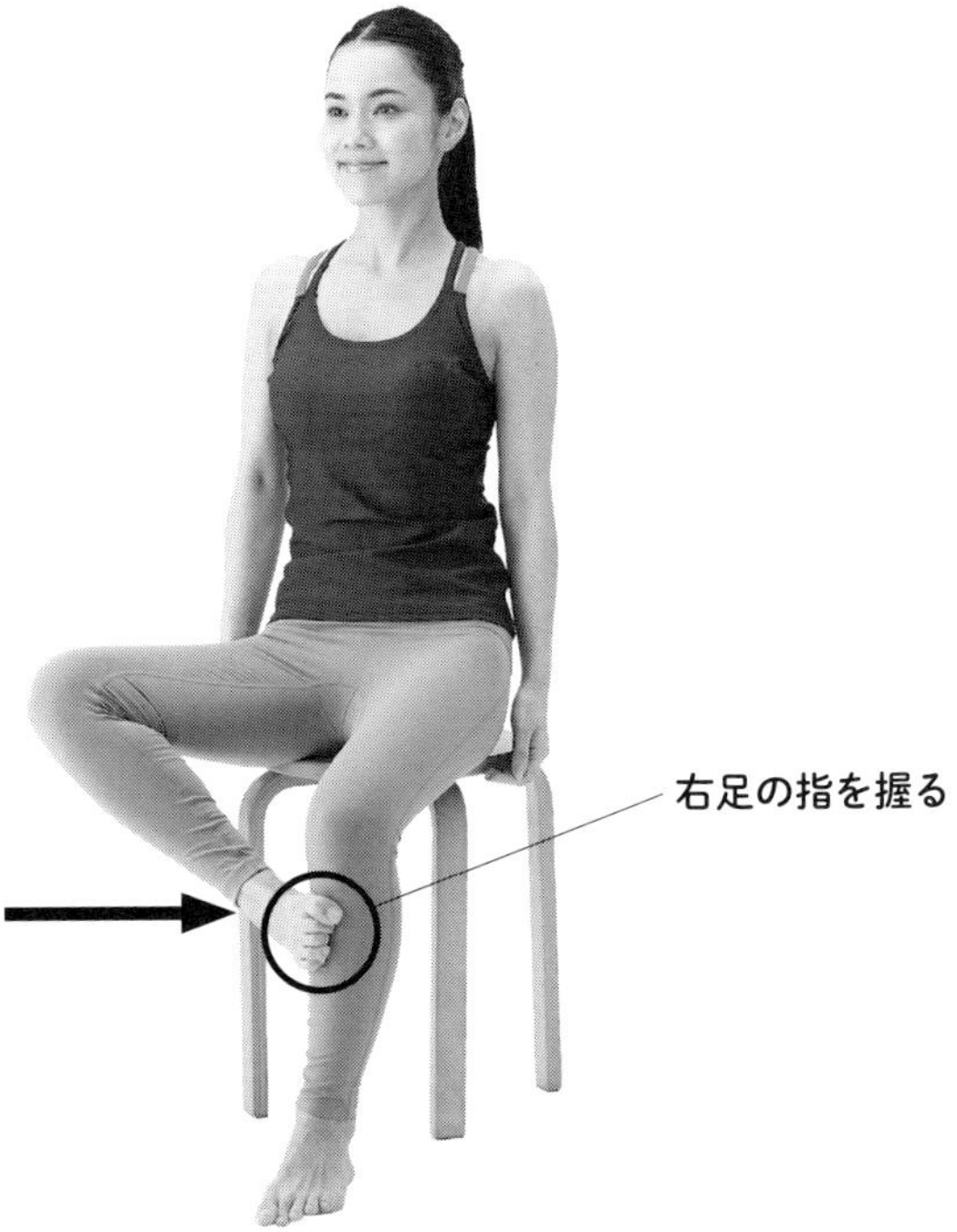

①イスに座った状態で、右足の指をギューと握って内側に向ける。

②右足の指先の部分を力を入れたまま、左足のすねとふくらはぎ付近にあて、そのまま10秒押しつける。反対側も同様に行う。

内ももとふくらはぎに力が入っていることを意識する。

第4章

手足のしびれを予防する毎日の習慣12

老化に負けない！ 加点方式で動ける体をキープする

加齢に伴って、私たちの体は徐々に機能が低下し始めます。

筋力、骨量、代謝の低下や、病気に対する抵抗力が弱くなる以外にじつは血管や神経も年齢を重ねると細くなります。

血管が細くなると、若い頃と比べて血流量が減るため、冷えやすくなったり、体のすみずみに栄養素が届きにくくなったりします。また、神経が細くなると神経の伝達速度が遅くなり、感覚や運動能力が低下していきます。

こうした変化は、しびれなどの不調が出やすくなる原因にも。年齢を重ねるとこうした〝マイナス点（減点）〟項目が増えていきますが、だからといって「仕方がない」とあきらめたり、不調を我慢したまま生活したりする必要はありません。

老化を遅らせる〝プラス点（加点）〟項目を積極的に取り入れてマイナス点をなかったことにすれば、元気に動ける体をキープできるのです。

散歩や軽いストレッチを習慣にするのは、プラス点です。テレビを観ながら肩を回したり、腕を伸ばして5～10秒背伸びをするだけでも血流はよくなるので、これもプラス点です。

食生活を見直して、筋肉の材料となるたんぱく質、骨の材料となるカルシウム、細胞をサビつかせないための抗酸化ビタミンが豊富な食品をとることもプラス点です。ストレス発散のためのリラックスタイムを設ければ、自律神経のバランスが整って血行の改善につながります。これもプラス点。

84ページから紹介する12の習慣も、プラス点につながるものばかりです。大事なことは、小さなことでよいので、毎日継続してプラス点を積み重ねていくことです。

習慣

1 正しく立つ①

無意識に、片側に重心をかけて立つことや、猫背がクセになってはいませんか？　こうした姿勢の悪さは、全身のゆがみの原因となり、血行を悪くします。日常生活の基本動作に「立つ」「座る」「歩く」があります。

それぞれの動作を正しい姿勢で行えるようになると、体に不自然な負担がかからずにすむため、しびれなどの不調の改善につながります。

では、正しく立つポイントからお話ししましょう。**理想的な立ち姿勢は、真横から見たときに、耳たぶ、肩、股関節の脇の部分、くるぶしが一直線になっている状態です。**一度に全身を整えるのは難しいので、4段階に分けてマスターしましょう。

最初の2段階は上半身、下半身に分けて考えます。上半身は肩甲骨、下半身は股関節がそれぞれ内側に丸まらないようにするのがポイントです。

【1段階目：上半身の整え方】

両腕は力を抜いて体の側面に下ろし、手のひらを前に向けます。こうすると肩甲骨が自然に開き、それに伴って胸も開くので猫背になりません。

【2段階目：下半身の整え方】

内股になると股関節が内側に入りすぎて、ゆがみの原因になります。それを防ぐために両足をこぶし1個分くらい広げ、足先が少し外側に向くように立ちます。これだけで股関節が正しい位置に収まります。

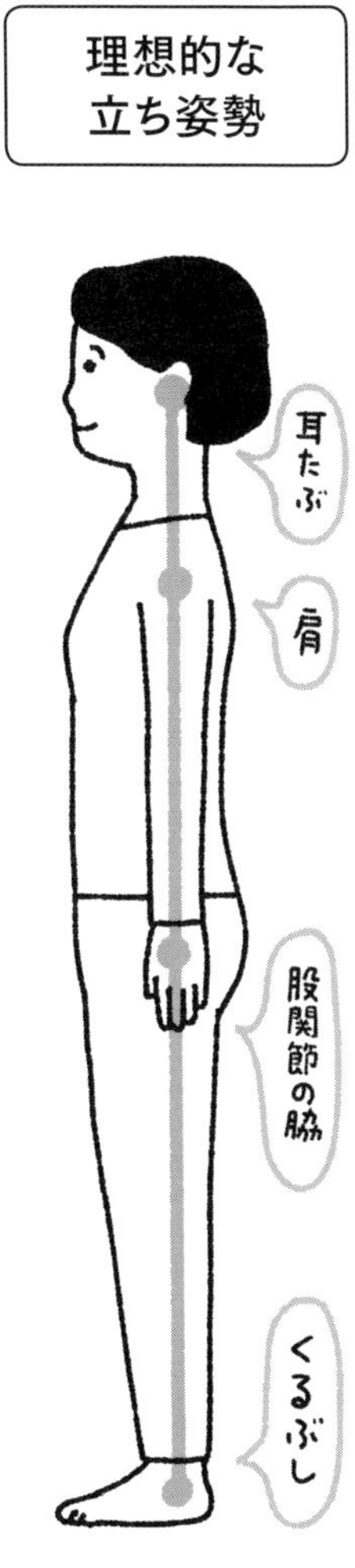

習慣

2 正しく立つ②

次は体の重心の整え方をマスターしましょう。左右のバランスと前後のバランスの2段階に分けて考えます。

【3段階目：左右のバランスの整え方】

左右の足の長さを整えると、左右均等に重心がかかるようになります。

① 床に足を伸ばして座り、おへそと両足のかかとが合わさった部分が一直線になるようにする。

② 左右の足の親指までの長さを比べ、どちらの足が長いかを確認する。

③ 長いほうの足はひざを立てる。短いほうの足はつま先をグッと立て、向こうにある壁をかかとで押すイメージで伸ばし、1分間キープする。

③まで終えたら立ってみましょう。重心が体の真ん中にあるのが感じられ

るはずです。これは、短いほうの足の筋肉と筋膜をストレッチすることで、左右の足の長さが整ったからです。足の長さは動きのクセによってアンバランスになりがちです。①〜③を朝晩1回ずつ継続して行うようにしましょう。

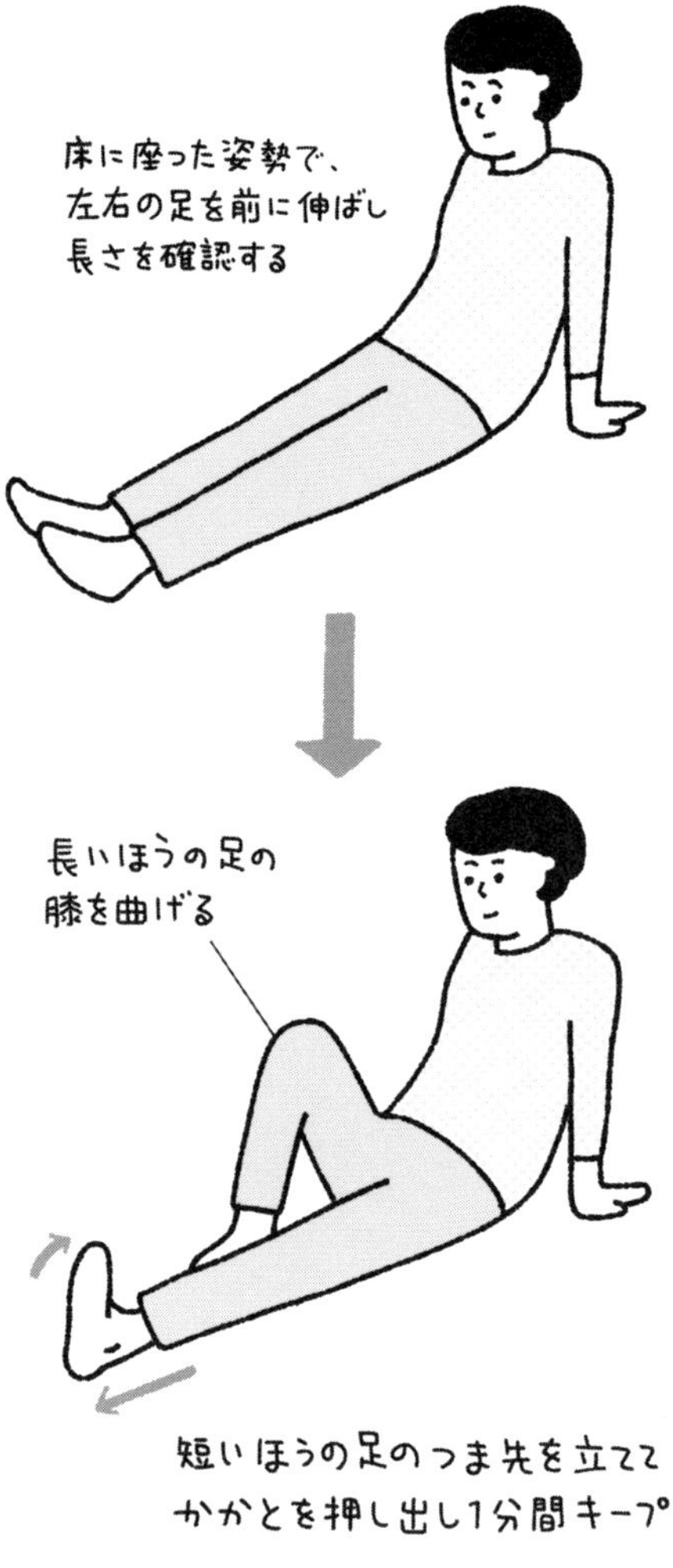
床に座った姿勢で、
左右の足を前に伸ばし
長さを確認する
長いほうの足の
膝を曲げる
短いほうの足のつま先を立てて
かかとを押し出し1分間キープ

【4段階目：前後のバランスの整え方】

自分が前かがみなのか反り気味なのかは、なかなかわかりにくいものです。簡単にわかるチェック法で自分のクセを知りましょう。

① いつも通り立ち、その場で足踏みを30回する。

② 前かがみの場合は、前に少しずつ進む。体が反り返っている場合は後ろに進む。自分がどちらのタイプか意識しながら、体をまっすぐの状態にし、その場で30回足踏みをする。まっすぐ立っていれば、前にも後ろにも進まなくなる。

①〜②を毎日1回継続して行うと、前後に傾くクセが直ってきます。

上半身、下半身、左右と前後のバランスに注意しながら立ってみましょう。これが体に負担をかけない正しい立ち方です。最初はうまくいかないかもしれませんが、1〜2カ月ほどで自然に立てるようになるはずです。

習慣

3 正しく座る

正しい姿勢で座るポイントとなるのが、骨盤を立てることです。骨盤が後ろに倒れていると猫背になってしまいます。逆に骨盤が前に倒れると反り腰になり、腰痛の原因となります。

【おしりの出っ張った骨を意識する】

骨盤を立てて座るには、坐骨結節《ざこつけっせつ》を意識することが重要です。坐骨結節とは骨盤を形成する骨のひとつで、おしりのほっぺたの下あたりにある、出っ張った骨です。左右2カ所あり、ここで体重を支えると自然に骨盤が立ち、背中がスッと伸びます。

坐骨結節はおしりの脂肪と筋肉の下にあるので、座り方にコツがあります。まずおしりの左右の筋肉を同じ側の手でしっかりとつかみ、そのまま上にキュッと持ち上げ、この状態でイスの座面に座ります。骨があたって痛い場合は薄いクッションや座布団を敷いてもかまいません。ただし、柔らかすぎると骨盤が安定しないのでかためのものがおすすめです。

【正しい姿勢をキープするイス選び】

正しい姿勢で座っても、イス選びを間違えると姿勢をキープすることができません。大きな背もたれのついたイスは、ついつい体を背もたれに預けてしまうため骨盤が後ろに動いてしまいます。背もたれがあっても、なるべくもたれずに浅めに座るようにしましょう。

座面が柔らかすぎると坐骨結節を意識しづらく、骨盤が安定しません。痛みがない程度にかための座面がおすすめです。

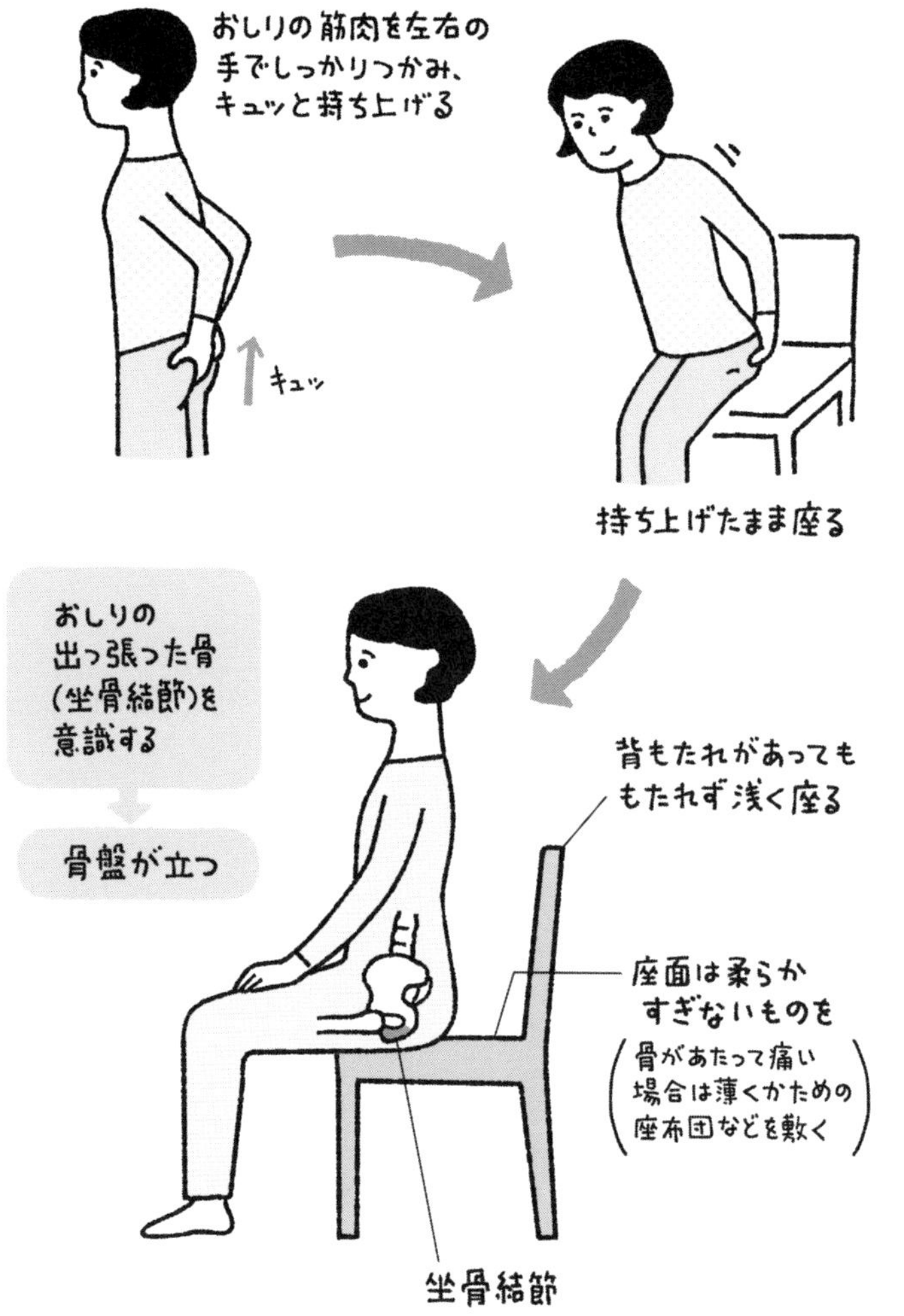
おしりの筋肉を左右の
手でしっかりつかみ、
キュッと持ち上げる
キュッ
持ち上げたまま座る
おしりの
出っ張った骨
(坐骨結節)を
意識する
骨盤が立つ
背もたれがあっても
もたれず浅く座る
座面は柔らか
すぎないものを
骨があたって痛い
場合は薄くかための
座布団などを敷く
坐骨結節

習慣

4

正しく歩く

歩き方のバランスが悪いと足首、ひざ、腰ばかりでなく、首にまで負担がかかってきます。しびれの原因となるので、正しい歩き方を身につけましょう。

【つま先から着地する】

正しい歩き方を考えるうえで大切なことは、いかに着地の衝撃をやわらげて、全身の関節に負担をかけないようにするかです。そのためには、つま先から着地をする必要があります。

衝撃をやわらげる役割を果たすのが、足裏の土踏まずです。土踏まずは、アーチを閉じたり広げたりすることで衝撃を吸収します。つま先から着地すると、地面と接した瞬間は土踏まずのアーチが閉じ、足裏全体が着地するとアーチは広がって吸収した衝撃を外に逃がします。

仮にかかとから着地すると、土踏まずの機能が働かないために着地の衝撃が足首やひざに直撃してしまいます。

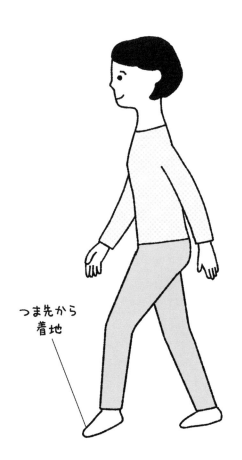

【つま先着地で、ひざの向きを固定】

つま先着地のもうひとつのメリットは、ひざの向きを固定できることです。かかとから着地したとき、体重を支えるのはかかと1点だけです。すると、かかとのすぐ上にある距骨《きょこつ》下《か》関節《かんせつ》という可動性のある関節は、歩き方のクセによって外側か内側のどちらかに倒れやすくなり、連動してひざ、股関節もどちらかに傾きながら歩くことになります。

一方、つま先着地は親指と小指の2点で体重を支えます。かかと付近の関節がぐらつかないので、ひざ、股関節もまっすぐ正面に固定したまま歩くことができるのです。

最初は違和感があると思いますが、1～2カ月続けると安定して歩けることが実感できるようになります。

習慣

5

同じ姿勢でい続けない

患者さんの生活スタイルをうかがうと、同じ姿勢で長時間過ごしている方が多いことに驚きます。動かない時間が長いことで血行が悪くなったり、神経を圧迫したりすることが、しびれなどの不調の原因となります。

タクシードライバーのAさん（男性・50代）は、激しい手のしびれで悩まれていました。乗車中の座り方などをうかがっていると、左ひじを運転席横の台に乗せて運転するのがクセだとわかりました。台が低いため、ひじをおくと上半身も左側に傾き、そのままでは視界が悪いので、首を右側に傾けます。この姿勢で長時間運転していることで首の右側に負担がかかり、尺骨神経でつながっている手のしびれとなって現れたというわけです。

神経リリースで圧迫された神経や血管、筋肉をゆるめる治療を行い、同時にひじを台に乗せるクセを直していただくと、1カ月ほどでしびれが取れ、「ラクになった」と喜んでいただきました。

デスクワークの方は1時間に1回立ち上がる、座ったまま5〜10秒ほど背伸びをする、座ったまま足踏みをするだけでも予防につながります。しびれの前兆として、こわばりや痛みを感じることがよくあります。患者さんにはこうした違和感を覚えたら、すぐに体を動かして血流をよくするようにと話しています。

小さな不調を見逃さないためには、自分の体をモニタリングする習慣をつけるとよいでしょう。モニタリングといっても難しいことはありません。体を動かした後に、不調だった部分がラクになったかどうか確認するだけです。「首が動かしやすくなった」「こわばりがラクになった」など、意識することで、敏感に体の変化をとらえられるようになります。

習慣

6

軽い運動を取り入れる

運動やストレッチは全身の血行が促進されますし、筋肉がほぐれ、関節の柔軟性も高まります。

運動が好きな方は、どんな運動でもよいので生活の一部として習慣化しましょう。運動が苦手な方は、「神経リリースを効果的に！ 体をいたわる『めぐり体操』」（P60～79）を参考にストレッチをするとよいでしょう。

一度に全てのストレッチを行わなくても大丈夫です。すきま時間に「ちょっと腕を伸ばそう」「軽く屈伸しよう」というくらいでも、やるとやらないとでは大きな違いです。

子どもの頃から、ラジオ体操に親しんでいる方は多いのではないでしょうか。ラジオ体操は第1、第2とありますが、どちらかでもかまいません。どちらも全身をくまなく、効率よくストレッチできるように考えられているのでおすすめです。

時間が取れない場合は、外出時にエレベーターを使わずに階段を利用する、近距離であれば車を使わず歩くか自転車を利用するなど、自分が続けられることをするのが大事です。

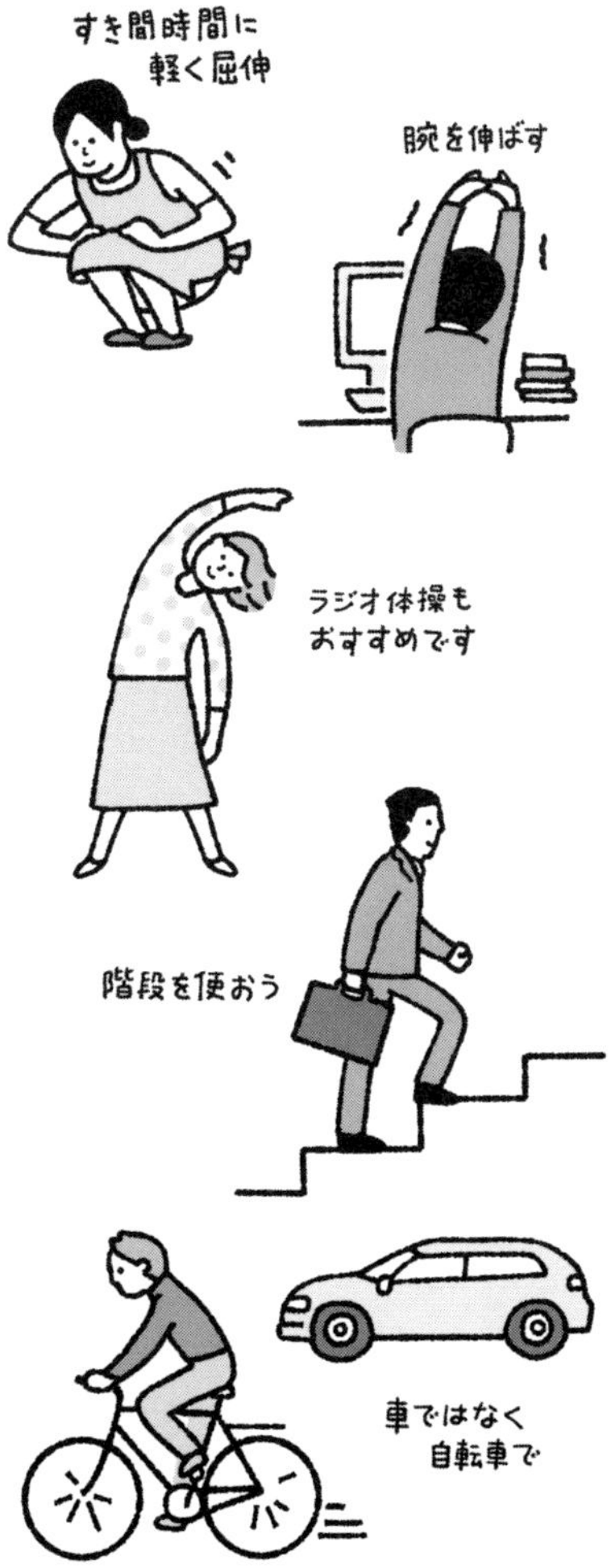
すき間時間に
軽く屈伸
腕を伸ばす
ラジオ体操も
おすすめです
階段を使おう
車ではなく
自転車で

習慣

7

マグネシウムをとる

緊張してかたくなった筋肉をゆるめるには、ある栄養素がカギを握っています。それはミネラルの一種、マグネシウムです。筋肉は、マグネシウムとカルシウムの2種類のミネラルが作用することで正しく動くことができます。マグネシウムは筋肉を弛緩させ、カルシウムは収縮させる働きをします。

不自然な姿勢など体に負担がかかると、筋肉がかたくなり、周囲の神経や血管を圧迫します。すると、血管が圧迫されて血液の流れが悪くなる→筋肉に十分な栄養素が届かなくなる→マグネシウム、カルシウムが不足する→さらに筋肉が動きにくくなる、という悪循環を招きます。

日本人はマグネシウム摂取量が不足気味なことがわかっていますが、実際、患者さんの食生活を調べてみると、しびれの症状がある方、体がこりやすい方はマグネシウムを十分にとっていないことが多いようです。

極端な例ですが、こんな患者さんがいらっしゃいました。会社員のBさん（男性・40代）は1年間で360食はラーメンという大のラーメンマニア。数年間にわたって首の痛みがあり、マッサージなどを受けると一時的にラクになるのですが、すぐに痛みが戻るということを繰り返され来院されました。

体を触診したところ腎臓に違和感があり、塩分の過剰摂取による影響と推察しました。治療と並行して、ラーメンをやめてもらい、水溶性マグネシウムサプリメントを1カ月間服用してもらったところ、首の痛みはすっかり取れて再発もありません。この患者さんの場合、負担がかかることで腎臓がかたくなる→腎臓が腰を圧迫→神経でつながっている首に痛みが出たのが原因と考えられます。

マグネシウムは海藻、魚介、穀類、野菜、豆類などに多く含まれています。食事でとるのが難しい場合は、サプリメントでもかまいません。食事はたんぱく質、脂質、炭水化物、ミネラル、ビタミンをまんべんなくとれるよう、バランスよく食べるのを大前提にしながら、マグネシウムも積極的にとるように心がけてください。

※1日のマグネシウムの推奨摂取量は成人男性で320〜370mg、成人女性ならば260〜290mg（厚生労働省が発表した日本人の食事摂取基準 2020年版による）。

※サプリメントなど、通常の食品以外からの摂取量は成人で1日に350mg（小児の場合は体重1kgあたり5mg）まで。マグネシウムはとりすぎると、過剰分は尿中に排泄されるため、通常の食事では過剰症になることはありません。しかし、腎機能が低下している場合は高マグネシウム血症が起こりやすくなるので、医師と相談して服用してください。

習慣

8

「ながら」「ついで」で続ける工夫を

ここまで何度もお話ししていますが、しびれなどの不調の改善に、なにより大事なのは、毎日体を動かすことです。

運動の種類はなんでもかまいません。本書の「実践！ 自分でできる『神経リリース』」（P36〜55）や「神経リリースを効果的に！ 体をいたわる「めぐり体操」」（P60〜79）はもちろん、気づいたときに肩をぐるぐる回す、その場で足踏みをするといった簡単な動きでよいのです。

とはいえ、新しい習慣を身につけるのは、なかなか大変です。当院の患者さんで、毎日の運動習慣が身についた方が声をそろえておっしゃるのは、「ながら」と「ついで」です。

「洗濯物を干しながら、肩をぐるぐる回す」「トイレに立ったついでに、腕を伸ばして背伸びをする」「朝、コーヒーを淹《い》れながら屈伸をする」「電子レンジをかけるついでに腰を回す」等々。日常生活で、毎日必ず行うことと運動をセットにしたというのです。

1回に行う回数も頑張りすぎないのが肝心。5回でも10回でも、無理なくできることが長く続ける秘訣です。

運動をして、「よくなった！」と体感することも、モチベーションの維持には重要です。運動前に気になる箇所を軽く動かしてみて、動きの悪い側、ハリがある側を確認しておき、運動後にも同じ動きをして状態を比べてみてください。

神経リリースの場合は効果が早く出るので、達成感が得やすいはずです。ただし、神経リリースはやればやるほどよいというわけではありません。本書を参考にして、やさしい刺激で適切な回数を行うようにしてください。

習慣

9

バスタイムで血流アップ

体が冷えると血行が悪くなり、筋肉はこわばって思うように動かなくなります。家の中はもちろんですが、最近は外出先や電車などの乗り物でも暖房、冷房が効いています。冬に厚着をしていると、出先で暖房が効いていて汗をかくことも珍しくありません。そのままにしておくと汗が蒸発する際に体温を奪うため、思いがけず体を冷やしてしまうことがあります。

夏は冷房に要注意です。職場の冷房が効きすぎているようなら長袖を1枚はおったり、靴下をはくなど、体を冷やさないようにしてください。

冷えてしまった場合は、入浴で体をじっくり温めましょう。湯船につかることで内臓を温めることができ、血流がアップします。首までお湯につかると全身に均等に圧力がかかり、かたくなった筋肉をほぐし、血液の流れがよくなります。

神経リリースは体が温まった状態だと、さらに効果がアップします。体を洗うついででもいいですし、湯船につかりながら行っても大丈夫です。

もうひとつ、入浴で見逃せないのがリラックス効果です。

自律神経のバランスの乱れは血管を収縮させ、血行を悪くする原因のひとつ。肩まで湯船につかると浮力によって体が受ける重力は10分の1ほどになり、リラックスしやすくなるため副交感神経が優位になり、自律神経のバランスが整いやすくなります。

熱すぎるお風呂や長風呂は、脱水や交感神経優位の状態を招いてしまい逆効果です。寝る1時間前までに、ぬるめのお湯（37～39℃）に15～20分ほどつかるのがおすすめです。

習慣

10

ストレスをためないようにする

患者さんの中には、なにか心配事があるとしびれの症状が強くなり、リラックスして穏やかな気持ちのときは、軽くなるという方がいらっしゃいます。これらは自律神経の影響が大きいと考えられます。

自律神経と筋肉の関係は、とても深いことがわかっています。ストレスが多いと交感神経が優位になり、筋肉は緊張してかたくなり、血管は収縮して血流が悪くなります。盛んに活動するときには必要な働きですが、この状態が必要以上に長く続くと、しびれなどの不調につながります。

しびれの不調があると気持ちが憂鬱《ゆううつ》になったり、いつまで不調が続くのかストレスを感じると思いますが、あまり不安がらずにストレス解消法を見つけるようにしましょう。

好きな音楽を聴いてのんびりする時間を10分でも設けたり、気になるカフェにでかけてみたり、趣味や社会活動に参加してみるのもいいですね。ゆっくり入浴するのもおすすめです（P104）。

加えて、ストレスがかかるとギュッと体がかたまって、呼吸が浅くなったりする傾向があります。本来、息を吐くとおなかの横隔膜《おうかくまく》が縮んで内臓を持ち上げ、息を吸うときには横隔膜が内臓を押さえるように動きます。

呼吸が浅くなると横隔膜がうまく動かないため、それを補うために肋骨や鎖骨を持ち上げる肩や首の筋肉を使って呼吸するようになります。この状態が長く続くと肩や首の筋肉に負担がかかるため、しびれを起こす方も少なくありません。

深い呼吸はリラックス効果もあります。しっかり息を吐ききってから、おなかからゆっくり息を吸う腹式呼吸を心がけてください。

習慣

11

しっかり睡眠をとる

前項でストレスと自律神経の関係をお話ししましたが、自律神経のバランスを整えるためには睡眠も重要です。睡眠中は休息時に活発になる副交感神経が優位になり、免疫機能を維持・調整しています。

眠りが浅かったり、夜中に何度も目を覚ましたりすると睡眠の質が下がり、自律神経のバランスが崩れてしまいます。睡眠の質は単に睡眠時間でははかれません。短時間でも熟睡できる方もいますから、その人に最適な睡眠時間は「夜、寝つきよく眠れる」「朝、気持ちよく起きられる」かどうかを目安にするとよいでしょう。

質のよい睡眠のためには、起床時間と就寝時間を規則正しくすることが大事です。お仕事で夜勤がある方は、できる範囲で不規則にならないように自分なりの調整を心がけてください。

食事は寝る3時間前まで、入浴は1時間前までにすませることも質のよい眠りのために必要です。スマートフォンなど電子機器の注意については次の頁でお話しします。

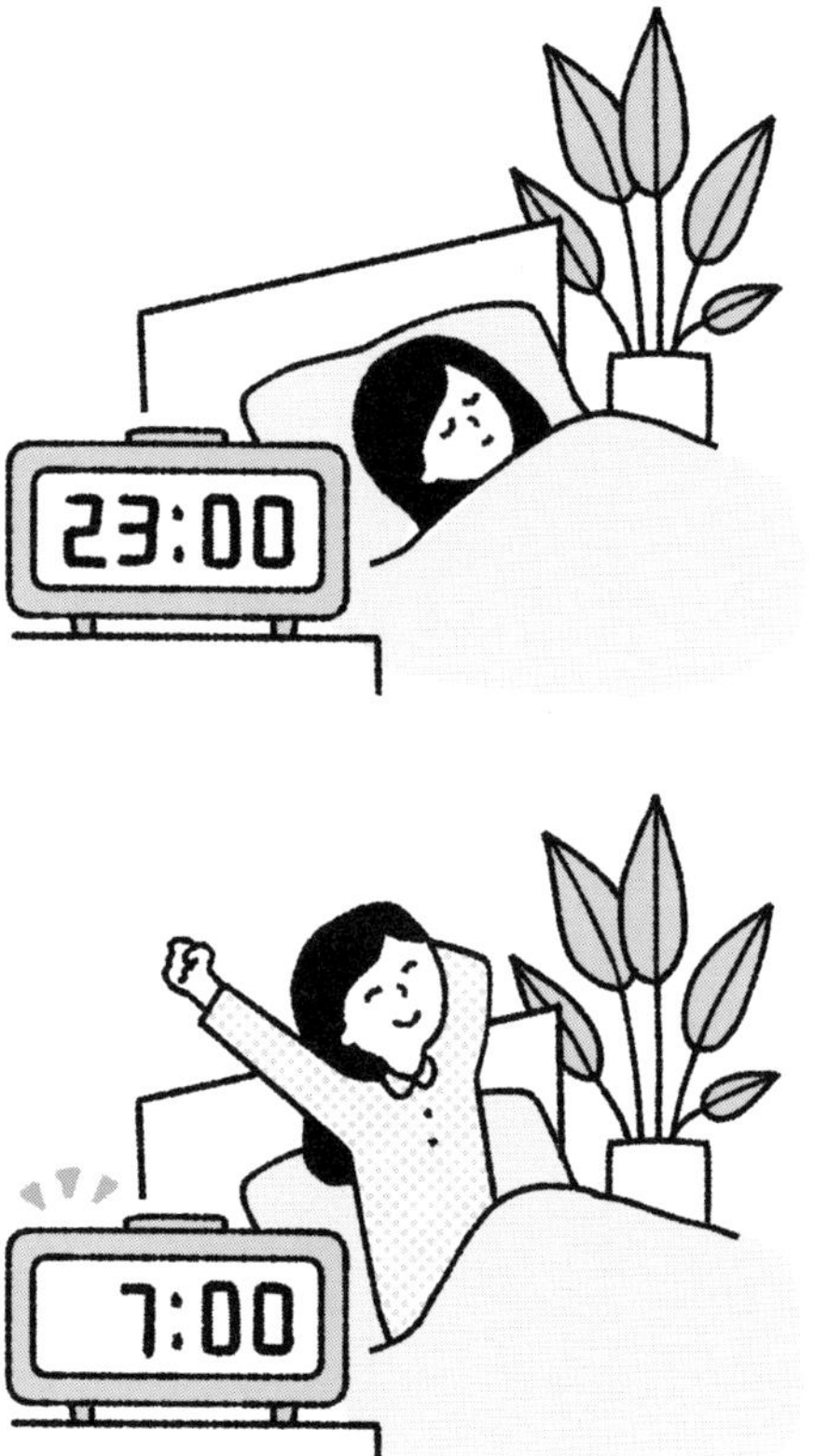

朝、気持ちよく起きられるのが最適な睡眠時間

習慣

12

スマホの見すぎに気をつけて

この数年、スマホの長時間の使用で生じる手、肩、首のしびれ、頭痛などで来院する方が増えています。年齢層が幅広く、10代の方も多いのが特徴です。最近はスマホが大型化して重くなっているのも影響しているようです。

スマホは片手で持って指先1本で操作するため、同じ姿勢でかたまってしまいます。人間の頭は4～6kgありますが、首の骨（頸椎）がゆるく湾曲《わんきょく》していることで頭の重さが分散されています。ところが、スマホを見るために前かがみや下向きの姿勢をとるので、頸椎がほぼまっすぐになりストレートネックになります。ストレートネックは頭の重さが分散できないため、通常の2～3倍の力が首や肩にかかってくるといわれています。

スマホだけでなく、パソコン操作で前かがみになることでもストレートネックになります。1日中デスクワークでパソコンに向かい、通勤時や自宅でスマホを手放さないとなると、しびれなどの不調が出るのも当然かもしれません。

他に、スマホなど電子機器で気をつけたいのは、画面が放つブルーライトです。就寝前に、寝床の中でスマホを見る習慣はありませんか？ 見続けると交感神経が優位になるため、目が冴えてしまったり、眠りが浅くなって睡眠の質が下がります。理想は、寝る2時間前にスマホを手放すこと。職場や家族からの連絡がくるかもしれないなど、どうしても無理な場合は画面にブルーライトをカットするフィルムを貼ったり、ブルーライトをカットするめがねをかけるなどの対策をとりましょう。

スマホやパソコンを操作するときは、30分〜1時間おきに体を動かし、顔を上に向けるなどして血行を促すことも重要です。

〈著者紹介〉
大山裕也（おおやま・ゆうや）

京都府生まれ。「整体院悠」院長。理学療法士、整体師、ファスティングマイスター。
腰痛（重度の脊柱管狭窄症、すべり症、坐骨神経痛など）、五十肩など肩の痛み、頚椎症など首の痛み、ひざの痛み、関節の痛みなどへの施術に定評がある。整体 YouTuber としても人気。

YouTube ゆう先生のセルフ整体塾【京都の整体院悠】

さするだけ！
「神経リリース」で手足のしびれは改善できる

2023年2月9日　第1版第1刷発行

著　者　大山裕也
発行者　村上雅基
発行所　株式会社PHP研究所
京都本部　〒601-8411　京都市南区西九条北ノ内町11
〔内容のお問い合わせは〕教育出版部 ☎075-681-8732
〔購入のお問い合わせは〕普及グループ ☎075-681-8818
印刷所　大日本印刷株式会社

©Yuya Oyama 2023 Printed in Japan　ISBN978-4-569-85406-9